儿研所主任医师教你
孩子生病、
受伤怎么办

吴光驰◎编著

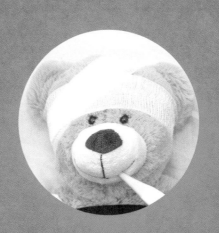

海峡出版发行集团 | 福建科学技术出版社
THE STRAITS PUBLISHING & DISTRIBUTING GROUP | FUJIAN SCIENCE & TECHNOLOGY PUBLISHING HOUSE

图书在版编目 (CIP) 数据

儿研所主任医师教你孩子生病、受伤怎么办 / 吴光驰
编著 . —福州：福建科学技术出版社，2018.1
ISBN 978-7-5335-5432-3

Ⅰ.①儿… Ⅱ.①吴… Ⅲ.①儿科学 Ⅳ.① R72

中国版本图书馆 CIP 数据核字（2017）第 236069 号

书　　名	儿研所主任医师教你孩子生病、受伤怎么办
编　　著	吴光驰
出版发行	海峡出版发行集团
	福建科学技术出版社
社　　址	福州市东水路76号（邮编350001）
网　　址	www.fjstp.com
经　　销	福建新华发行（集团）有限责任公司
印　　刷	北京富泰印刷有限责任公司
开　　本	710毫米×1020毫米　1/16
印　　张	13.75
图　　文	220码
版　　次	2018年1月第1版
印　　次	2018年1月第1次印刷
书　　号	ISBN 978-7-5335-5432-3
定　　价	45.00元

书中如有印装质量问题，可直接向本社调换

愿每一位父母，都能成为孩子最好的家庭医生！

孩子生病是每个家庭最紧张的事，孩子生病的一大特点是病情变化快，往往弄得父母手足无措，筋疲力尽，还不得法。

从事临床工作，我最深的感触就是，很多时候，孩子的疾病本来不严重，但由于父母没有什么经验，一生病就着急，甚至要求医生输液，恨不能立刻就好。其实很多时候，只要精心护理，完全没必要打针吃药，孩子的自愈能力是很强的。有时本来病情不重，就医一路折腾，加上医院嘈杂的环境，孩子的症状反而会加重。

不少父母是病急乱投医，只要能缓解病痛，就管不了太多，先用上再说，这是比较危险的。病情的发展会有一个进程，治病也需要遵循一定的程序，未经检验的治病方法对孩子造成的潜在危害是不容估量的。

意外伤害也是父母不得不面对的问题，意外伤害已成为我国儿童的第一位死因，目前已被公认为重大的公共卫生问题。很多人认为儿童意外伤害是不可预防的，实际上只要父母具有一定的安全养护意识，几乎所有的意外伤害都是可以预防和避免的。但目前这方面知识的普及还远远不够。

都说父母是孩子最好的家庭医生，一个称职的医生，必须不断学习新知识。这本书里，我们选择了8大类40余种最常见的儿童疾病，以及38种常见意外伤害，逐一剖析解决，父母们既可速查速用，也可以作为一般的医学知识了解。

我们希望，这本书能够帮你在孩子生病和遭遇危险时将伤害降到最低；当然，更希望你能因为对这些知识的了解，而让孩子远离疾病和意外伤害。

吴光驰

上 篇
孩子常见
疾病防与治

第一章

孩子感冒发热，
护理比治疗更重要

第二章

孩子咳嗽，
先找原因别忙止咳

第三章

消化出问题，要注意调整饮食

第四章

孩子过敏、出疹子怎么办

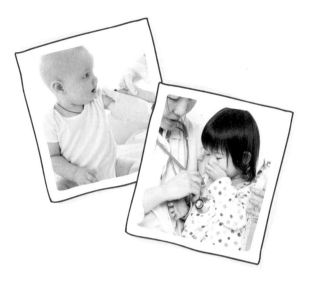

第五章

让孩子安然度过
传染病高发期

第六章

其他常见疾病及症状应对方法

第七章

正确吃药，才能发挥最好的疗效

下 篇

孩子意外伤害
预防与急救

第八章

改变不安全的环境,
防止意外伤害

第九章

37 种常见意外伤害
急救法

附录

上篇

孩子常见疾病防与治

第一章
孩子感冒发热，
护理比治疗更重要

　　正如没有哪个孩子没得过感冒发热一样，也没有哪个父母天生就能淡定地处理这些情况。如果你是第一次做父母，遇到孩子感冒发热而手忙脚乱，家人意见出现分歧的情形，是可以理解的。惊慌和分歧都是因为你对疾病不了解，事实上，孩子感冒发热通常不会出现大问题，只要掌握一些疾病预防与护理的常识，你就能轻松应对。

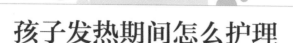

孩子发热期间怎么护理

发热是孩子最常见的不适症状，发热大多数是感冒引起的，由于感冒需要经历一个疾病的自然过程，所以发热通常也会持续 2~5 天不等。除了配合医生的治疗外，合理的家庭护理，不仅能帮助孩子尽快痊愈，也有助于缩短疾病的自然过程。

吃对食物能帮助解热

孩子发热期间应以流质饮食为主，如米汤、牛奶、果汁、绿豆汤等；退热期间除牛奶外，可调配半流质食物，如肉末菜粥、鸡蛋羹、软烂面条等；退热后可以吃些稀饭、面条、新鲜蔬菜、馄饨等容易消化的食物，牛奶按照日常量饮用即可。

经历过孩子感冒发热的父母会发现，孩子感冒发热时很容易出现食欲降低、恶心、呕吐、腹痛和腹泻等症状，所以这个阶段的饮食护理非常重要，总体原则是选择易消化的食物、少食多餐。不要强求孩子进食，否则很容易加重孩子胃肠负担，对身体恢复不利。如果孩子食欲低下，什么也不想吃，那么可以多给他喝一些水果汁，如鲜榨的橙汁等。

可以少量多次地给孩子喝水，这样就能促进循环，增加出汗，从而有利于降低体温。

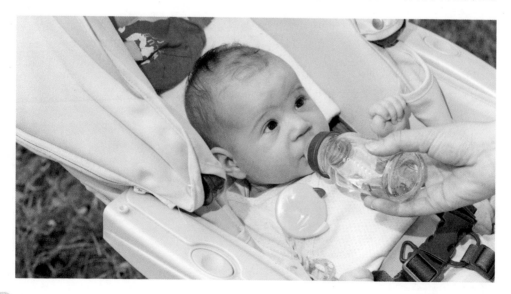

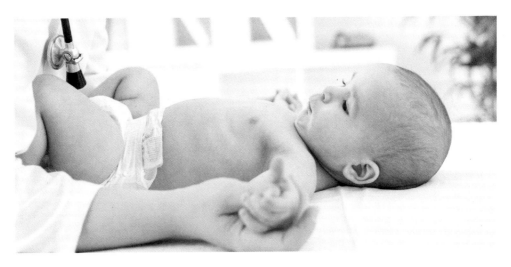

休息好，才能恢复好

大人感冒了会觉得浑身没劲，就想躺着休息，孩子其实也一样。让孩子充分休息，待症状消失后再恢复活动，可以避免发热和咳嗽加重。孩子的耐受力要比成人强，有时候即使高热、咳嗽但依然会动个不停，看起来很有活力，这时更要注意让孩子保持安静和充分的休息。

安静的环境能保证孩子的睡眠，当然如果睡不着，或者是烦躁哭闹，也可以适当地轻声给他讲故事或让他听听舒缓的音乐，让孩子放松心情。

保持房间空气流通，有助于出汗及降温，但是应避免直接对着孩子吹风。

穿宽松的衣裤，有利于出汗和散热。服用退热药后，如出汗，要及时更换有汗的衣服。

小贴士

孩子感冒发热，千万不要捂汗。如果给孩子穿过厚的衣服、盖过厚的被褥，反而容易诱发高热惊厥。而且大量出汗极易引起脱水和虚脱，使抵抗力降低，导致病情进一步加重。

随时观察病情变化

注意定时给孩子量体温，防止高热发生惊厥。发热时先用物理降温，如果不起作用，才可适量服用退热药。对于有高热惊厥的孩子，要在医生的指导下服用药物，预防高热惊厥再度发生。高热不退的孩子，要及时送医院治疗。

孩子发热期间，若口腔内有疱疹或皮肤上出现皮疹，也须及时去看医生。

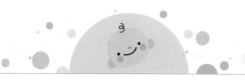

发热不超过 38.5℃，首选物理降温

孩子一发热，家长就会非常紧张。孩子发热多数是时高时低，间隔一般会在几个小时。然而，反复的发热，即使是低热，还是会让父母最终失去耐心，哪怕原本知道不必打针输液，但最终还是会寄希望于这种方式让孩子尽快退热。这可能就是大多数新手父母的真实写照。

其实孩子发热只是表象，它反映的是体内防御系统与病毒正在进行对抗。对于低热体温，也就是体温不超过 38.5℃ 的孩子，只要进行适当的物理降温就行了，扛过去，反而会让孩子获得更好的抵抗力，以后少生病。

此外，即使是高热，在使用药物降温的同时，也要配合物理降温，效果更好。

物理降温的方法

物理降温的方法有以下几种，父母可以根据情况选用。

多喝温开水、青菜汁和水果汁

给孩子多喝水，补充体液，这是最基本的降温方法，而且非常有效和实用，适合所有发热的孩子。不过一定要是温水，千万不要想当然地给孩子喝冷水，因为孩子发热时经常伴随有胃肠道症状和咳嗽，喝冷水会加重这些伴随症状。

温水擦拭

用毛巾蘸温水擦拭全身，是一种很好的降温方法，也适合所有发热的孩子。水的温度在 32 ~ 34℃ 比较适宜，也就是你手摸时感到微微低于体温。每次擦拭的时间可在 10 分钟以上。重点擦拭皮肤有皱褶的地方，如颈部、腋下、肘部、腹股沟处等。

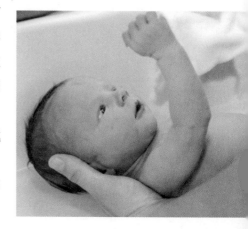

发热时触碰皮肤会有不适感，所以一开始擦拭时孩子可能会不配合，这时可以先擦拭手心、足底，擦拭几下，孩子就会感到舒服点，然后再擦拭其他部位，孩子就能积极配合了。

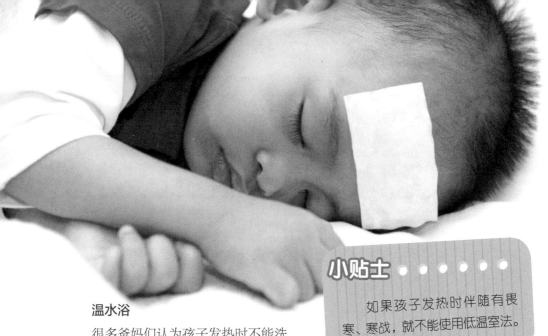

温水浴

很多爸妈们认为孩子发热时不能洗澡，怕加重发热，其实，恰恰相反，给孩子洗个温水澡，可以帮孩子降温。温水浴也适合所有发热的孩子。温水浴的水温应当比患儿体温低 3~4℃，也就是与温水擦拭的温度相当，每次 5~10 分钟。

低温室法

将室温调到约 24℃，可以使孩子的体温缓慢下降。这个时候要少穿衣服，因为皮肤与外界空气更多接触，才能降温。这种方法适用于 1 个月以下的小婴儿，特别是夏天，只要把婴儿的衣服敞开，放在阴凉的地方，他的体温就会慢

小贴士 ● ● ● ● ● ● ●

如果孩子发热时伴随有畏寒、寒战，就不能使用低温室法。

慢下降。

退热贴

退热贴是近几年的新产品，很流行，其实退热效果一般，并不像广告上说的那样有效。在孩子的额头贴上一帖，孩子的头部会舒服一点，其实更多的是起到一种心理安慰的作用，孩子贴在额头上，就是向别人表明"我生病了"，大家会更关注他，感到被关注，也会让孩子好受些。

不要用酒精擦浴

酒精具有较强的挥发性，确实可以快速降温，但是，婴幼儿的皮肤很薄，酒精渗透性很强，可通过皮肤吸收入血。而且酒精擦浴也会刺激皮肤，引起毛细血管收缩，阻碍散热，所以切不可使用。

▎ **问：孩子发热可以用冷敷吗**

答：传统上，人们发热往往会采用冷敷的方法，但是对于婴幼儿则不可用。因为冷敷可能会引起孩子皮肤的毛细血管收缩，阻碍散热，特别是伴随畏寒、寒战的孩子，冷敷会带来极大的危险。

测体温，得用正确的方式

孩子发热时，有的妈妈习惯用自己的额头、嘴唇或者手去贴孩子的额头，用感觉判断孩子是不是发热了。实际上这种"感觉热"是不准确的，如果认为孩子发热了，还是需要用体温计精确测量。

给孩子测体温，虽然看似简单，但要真正做到准确测量，还是需要掌握一些方法。

体温计有哪些

首先需要先了解一下常见的体温计。目前市面上卖的体温计常见的有玻璃水银体温计、电子体温计以及耳温枪体温计。

玻璃水银体温计

玻璃水银体温计具有稳定性高、示值准确的优点，但测量需时稍长，使用和读数比较不便，且因为易破碎而存在水银污染的可能。

电子体温计

电子体温计具有读数和携带方便的优点，但示值准确度受电子元件及电池供电等因素影响，不如玻璃水银体温计准确。

耳温枪体温计

耳温枪体温计可以快速测量体温，非常适合急重病人、老人、婴幼儿等，但示值准确度不如玻璃水银体温计。

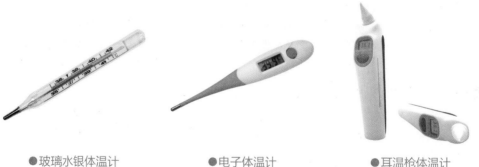

●玻璃水银体温计　　　　●电子体温计　　　　●耳温枪体温计

常用体温计的测量方法和注意事项

体温计	测量方法	注意事项
玻璃水银体温计（腋温表）	使用时需把水银柱甩到35℃以下。将腋窝处的汗水擦干，把体温计感应端放在腋窝深处，用上臂夹紧。持续5～10分钟后读数即可	1. 测量值低于身体的中心温度0.8℃； 2. 如喝热饮、剧烈哭闹及洗澡需待30分钟后再进行测量； 3. 测得体温在37.1℃以上算发热
耳温枪体温计	将感应端置于外耳道。测量时，3岁以内的孩子要把耳朵向下向后拉，3岁以上的孩子要把耳朵向上向后拉。按按钮，发出"哔"的声音后即可读取数值	1. 测得的是身体中心体温； 2. 3个月以内的婴儿、有中耳炎的孩子、运动前后、吃饭前后以及喝冷饮、热饮后测量耳温都不准确； 3. 如两耳测量值不同，取高值为准； 4. 测得体温在38℃以上算发热
口温表	用酒精消毒体温计，再用冷水冲净。将体温计感应端置于舌头下方。静置约1分钟，体温计发出"哔"的声音后读取数值	1. 测量值低于中心温度0.5℃； 2. 需要孩子的配合，所以不适合太小的孩子； 3. 避免使用玻璃水银体温计，以免发生破裂的意外； 4. 喝冷热饮后需待30分钟后再测量； 5. 测得体温在37.5℃以上算发热
肛温表	用酒精消毒体温计，再用冷水冲净。把水银柱甩到35℃以下。在体温计感应端抹一些油类润滑后，让孩子俯卧，慢慢轻柔地插入孩子的肛门1.5～2.5厘米。待3～5分钟后读数	1. 所测值与身体的中心温度最接近； 2. 是婴幼儿首选的体温测量方法； 3. 腹泻患儿不宜测肛温； 4. 大便后、洗澡后、便秘患儿测量肛温都不准确； 5. 测得体温在38℃以上算发热

小贴士

许多妈妈会在测出的温度上加一定数值来推算孩子"真正的体温"，实际是不需要的。只需要向医生说明测得的实际温度即可。例如可以告诉医生说"我用耳温枪，测得的耳温是38.5℃"，否则会影响医生的判断。

高热惊厥，警惕造成脑损伤

小儿高热惊厥也就是俗称的小儿抽风，现在的父母对孩子发热很重视，就医也很方便，所以极少出现惊厥的状况，但也不是没有，接诊时也偶尔见到。

高热惊厥大多见于细菌感染或病毒感染引起的高热，一般发生在高热开始后的12小时内。绝大多数高热惊厥是单纯性的，惊厥后意识恢复快，不会出现神经系统的异常。但如果是反复高热惊厥，对脑的损伤就会比较严重，有可能导致智力低下、行为障碍等。

孩子发热、抽搐，首先要想到高热惊厥

小儿惊厥通常发生在体温升高的初期，多数发生在体温升高的24小时内，特别是12小时内。

高热惊厥的典型症状是全身性的，多为突然发作，表现为头后仰，四肢抽动或呈强直状，意识丧失，双眼球固定、上翻或斜视，口角或面肌也可抽动。同时可有呼吸暂停、面色青紫或苍白的现象，严重时还可能出现大小便失禁。

如果是短暂发作，一般在数10秒之内，严重的可达10~30分钟。发作后很快清醒，一般一次高热过程中，只出现一次惊厥。

高热惊厥以6月龄至3岁的孩子发病率最高，且男孩多于女孩。

小贴士

高热惊厥有时发生在接种疫苗后，如接种白喉、百日咳、破伤风类毒素、麻疹、腮腺炎和风疹疫苗。因此接种疫苗后要停留观察15~30分钟后再离开，回家后也要留意观察孩子的表现。如果孩子发生过高热惊厥，在预防接种时一定要告知医生，由医生判断是否适合接种。

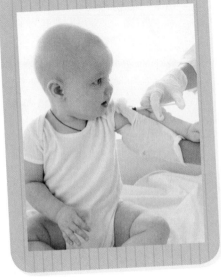

高热惊厥救护五步走

如果发现孩子出现高热惊厥情况，父母千万不能自乱阵脚，应该保持镇静。可以按照以下步骤进行急救与护理。

第一步：解

尽快将孩子的上衣松解，保持呼吸畅通，或者将孩子置于通风处，让孩子仰卧平躺，松开衣领，尽量减少衣物对身体的覆盖。

第二步：转

孩子高热惊厥时很有可能会出现呕吐，为防呕吐物呛入气道，可将孩子的头转向一边，及时清理嘴里、鼻子里的分泌物，防止吸入异物引起窒息。

第三步：塞

抽搐时孩子没有自我保护能力，容易引起自我伤害，比如撞到床、栏杆等，所以需要注意拿软垫或者靠垫放在孩子的周围。此外，孩子还可能出现舌咬伤，此时可以用婴儿牙胶或儿童安全饭勺塞在孩子的上、下牙之间，以免咬伤舌头，并保障呼吸道通畅。

第四步：掐

当孩子抽搐发作时，可以用拇指压按人中（鼻子下中间位置）以开窍醒神，直至抽搐缓解，但指甲不可太尖，也不可太用力，以免刺破孩子皮肤。

第五步：降

用温水给孩子擦拭降温，重点擦拭颈部、腋下、肘部、腹股沟等处。一般来说，体温降下来后高热惊厥就会停止，此时再送医院会比较安全。

救治关键

1.孩子出现高热惊厥时，一定不能摇晃孩子，或者强行控制孩子的肢体抽动，也不能捂汗退热，否则会加重病情。

2.如果采取上述的急救方法后，孩子的抽搐仍然不能平息，甚至出现呼吸停止，则马上进行人工呼吸、胸外按压，并立即拨打120或送医院诊治，切勿延误。不要自行抱孩子奔跑，如果有气管内异物吸入，将会加重窒息程度。惊厥若不能在短期内控制住，会引起脑缺氧，造成脑水肿甚至脑损害，影响小儿智力，甚至导致死亡。

3.如果孩子之前有过高热惊厥，之后又反复出现抽搐，父母需要记录发作的次数、每次发作的持续时间，并观察抽搐的部位、程度、诱发因素等，以便医生了解疾病过程及脑损伤程度。

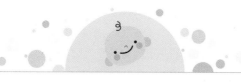

输液、吃药？还是硬抗

很多父母在孩子感冒发热时总是很焦急，生怕孩子热坏了，恨不得马上带孩子去医院打针输液。打针输液虽然退热快，但如果不对症，一发热就输液，也可能给孩子带来伤害，有时也可能是致命的伤害。

有时候孩子的病情其实没那么严重，反而是父母的反应过度了。在面对孩子生病的情况时，一定要理性地判断要不要给孩子输液，而不要盲目追求退热快。

输液可能会带来不良反应

进行静脉输液时，药物是直接进入血液循环的，所以这种途径药效发挥得最快，但如果有药物不良反应，也会来得更快、更严重。极端的情况是，有的孩子在打针的过程中就发生了严重反应，甚至来不及抢救。

同时，输液本身的操作也可能导致各种输液反应，比如滴速过快、液体温度过低或存在不溶性微粒，都可能造成血液循环系统的问题。

输液还可能引发其他情况，如发生感染等。

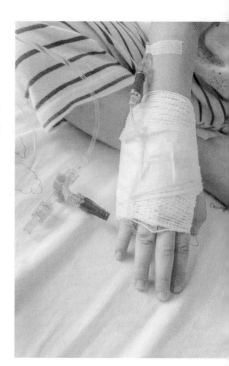

这些情况不必输液

世界卫生组织关于合理用药的原则是"能口服的不肌内注射，能肌内注射的绝不静脉注射"。所以对于那些能够自愈的，或者通过雾化、口服用药能够治愈的，一定不要选择输液治疗。

1. 病毒性感冒、细菌性感冒：一般不需要输液，按时吃药、多喝水、多休息，随时监测体温。

2. 上呼吸道感染：病程3天以内，体温38℃以下，孩子精神状态好。

3. 腹泻：轻度脱水但可以口服补液的孩子。

4. 毛细支气管炎：轻度喘息者。

5. 手足口病或疱疹咽峡炎：孩子无发热、精神状态好。

需要输液的情况

1.严重的细菌感染：如化脓性扁桃体炎、中耳炎、肺炎、脑膜炎、猩红热、阑尾炎等。

2.脱水比较严重：比如孩子肠胃不舒服，腹泻和呕吐都很严重，又吃不进去东西，为了避免脱水严重，这时候需要输液。

3.哮喘发作：孩子的哮喘发作情况比较紧急，如果不及时用药，有窒息的危险，此时可能需要立即向身体内注射一些平喘的药物。

4.较紧急的疾病：如喉炎，喉炎的发病比较急，需要尽快向身体内输入一些抗生素或者激素类的药物，以免病情恶化。

5.较严重的皮肤过敏：比较严重的皮肤过敏，会让人觉得全身奇痒，非常难受，这时候需要输液帮孩子立即缓解症状。

6.需要抢救的紧急状况：如昏迷或者伤情比较严重已经吃不了药，在入院时就会扎上输液的针头，这是注射药物或者营养的通道。

如果自己不确定，要听从医生的意见

在非紧急病情的情况下，给孩子输液的风险很可能大于疾病本身的风险。特别是在感染较轻或者根本没有细菌感染时，还盲目选择输液治疗，对孩子造成的伤害是很大的。本来使用抗生素就应当非常谨慎，通过输液这种方法输送抗生素就应更加慎重了。

即使是细菌感染，当医生征询是吃药还是输液时，就说明这次的细菌感染可以选择口服药或者输液两种方式，那么你就可以先选择吃药。如果医生没有问，父母不妨向医生询问一下，是否可以选择口服药，如果医生坚持要求输液，那么最好还是听医生的。

最后还要谨记一点，就是不要指导医生开药。

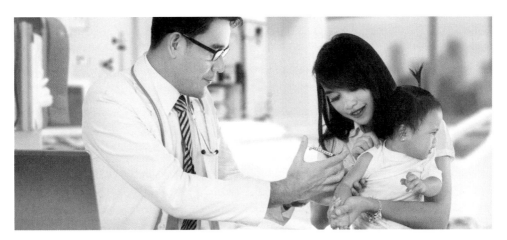

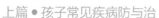

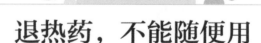

退热药，不能随便用

发热了要退热，退热当然要吃退热药，这个逻辑看似正确，但要知道，引起发热的原因是很多的，如果是感冒发热，体温过高，吃点退热药没问题，但若是其他疾病引起的发热，吃退热药不仅不能缓解症状，反而会掩盖病情。

发热首先要弄清病因

如果孩子只是发热，其他方面均很健康，不一定需要治疗。虽然退热药可以使孩子感到舒适，但不会改变感染的过程。事实上，发热是感染引起的炎症反应的一个主要部分，可以帮助患儿抵抗感染。

如果已经明确了发热原因，孩子体温高于38.5℃，并有医生指导明确的用法用量，父母才可直接去药店购买非处方退热药，如对乙酰氨基酚滴剂、布洛芬混悬剂等。医生会更倾向于使用对乙酰氨基酚，因为布洛芬会减少胃内前列腺素的保护作用，而且如果是长期使用，会导致胃炎。

> **小贴士**
>
> 不要两种特热药物合用，那样很容易造成使用过量。
>
> 避免使用阿司匹林，因为如果身体有某些病毒感染性疾病，如流感和水痘存在的话，使用阿司匹林会增加患雷尔综合征的风险。

一般孩子发热时口服给药是最常用的方法。如果孩子怕吃药、怕打针，又急需退热，那么选择退热栓塞肛也是很不错的。对那些惧怕吃药、又有高热惊厥病史的孩子，或已经高热担心惊厥再发生的孩子，还是应该尽快到医院诊治。

不同年龄段，用药不一样

细心的父母会发现，对于同样的发热症状，不同的孩子，医生开的药也是不同的。因为不同年龄段的孩子生理、心理特征不一样，所以退热药的剂型和给药途径也会不一样。

新生儿及婴儿

这一阶段的孩子静脉给药是吸收最快、疗效可靠的方法之一；医生有时也会根据所患疾病性质等选择透皮给药、直肠给药。

婴幼儿

多选用颗粒剂、口服液、滴剂、糖浆剂等口服，不推荐片剂、胶囊剂等，尽量避免使用肌内注射的方式。

3 岁以上儿童

较大的孩子一般选择口服药，可选择颗粒剂、口服液、片剂、胶囊剂等，必要时可以选择肌内注射或静脉注射。

但要注意的是，无论什么年龄段、什么剂型，都要严格遵循使用说明服用药物，超剂量和超频率服用会带来难以估量的危害。

小贴士

退热药只是退热，并不能治疗疾病，用退热药期间，如出现以下症状，提示病情严重，需要及时就医治疗。

1. 用药期间出现食欲减退、易激惹、嗜睡以及哭闹特征发生改变（如持续时间、特征等）等。

2. 用药一段时间病情仍无法减轻。

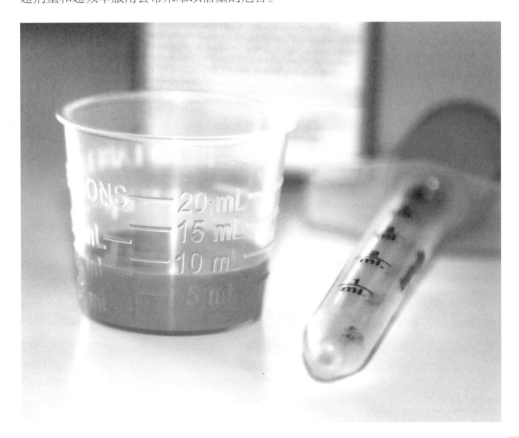

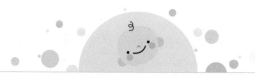

每一次发热都有原因，有些疾病莫大意

很多父母只知道，孩子发热是因为感冒，但实际上，导致孩子发热的原因还有很多，而且比较复杂，低热与高热的原因不同，急性发热与长期发热的原因也不同。有些发热还可能是由隐匿性疾病所致，甚至连医生通常也很难一下就找出原因。

尽管如此，掌握一些常见的与发热相关的知识，对于父母来说还是很有必要的，这对判断孩子发热原因，及时做出正确处理，以及更好的护理都大有帮助。

导致孩子发热的原因，通常有以下两种。

非疾病因素

孩子的体温调节系统尚不成熟，所以其体温就很容易受外界环境影响。如气温过高、剧烈运动、穿衣太多、喝水太少等，都可能引起体温升高。这些并非疾病所致，所以不要误认为孩子发热而给他吃退热药，这些情况只要改变或脱离相关环境，体温即可恢复正常。

另外，有些孩子在注射疫苗后也会发生体温升高的现象，所以建议在注射疫苗后应观察半小时，看是否有过敏反应，1~2天内观察是否发热。

疾病因素

疾病导致的发热更为常见，孩子发热以病毒、细菌、支原体、寄生虫等微生物侵入体内引起的感染最常见，如呼吸道感染、胃肠道感染、泌尿道感染、脑膜感染等。

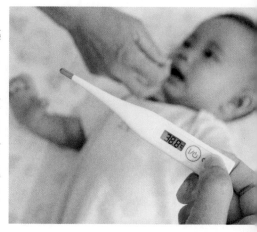

疾病导致的发热，除发热外，还会伴有其他症状。如呼吸道感染时可伴有流涕、咽痛、咳嗽；胃肠感染表现为腹痛、呕吐、腹泻；泌尿道感染时可能出现尿频、尿痛、腰痛的现象；脑膜感染时表现为头痛、呕吐、抽搐、烦躁、嗜睡。这些都可为父母判断是哪种发热提供依据。

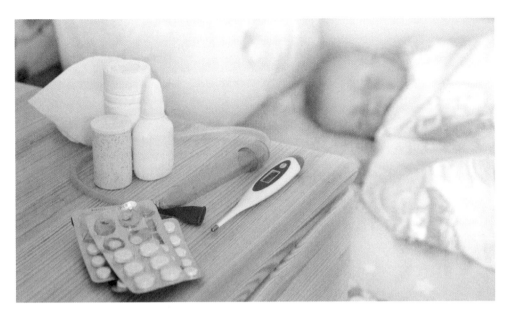

当然，有些孩子发热时，各系统的症状不典型，比如得了肺炎并不一定咳嗽，可能只伴有厌食、吐奶、腹泻等现象，容易误诊为积食而耽误治疗。所以年龄越小的孩子发热时，越要及时看医生。稍大的孩子发热后，父母也应注意观察发热的规律和伴随症状，如在家不能缓解，应及时到医院检查治疗。

发热的因素	具体原因	其他相伴症状	应对措施
非疾病因素	气温过高 剧烈运动 穿衣太多 喝水太少 水分流失	无明显病理症状	只要改变或脱离环境，及时补水，体温即可恢复正常
	注射疫苗	因疫苗不同而不同	注射完之后应观察 1~2 天
疾病因素	呼吸道感染	可有流涕、咽痛、咳嗽	年龄越小的孩子发热时，越要及时看医生；稍大的孩子，发热后，父母也应注意观察发热的规律和伴随症状，如在家不能缓解，应及时到医院检查治疗
	胃肠感染	腹痛、呕吐、腹泻	
	泌尿道感染	尿频、尿痛、腰痛	
	脑膜感染	头痛、呕吐、抽搐、烦躁、嗜睡	

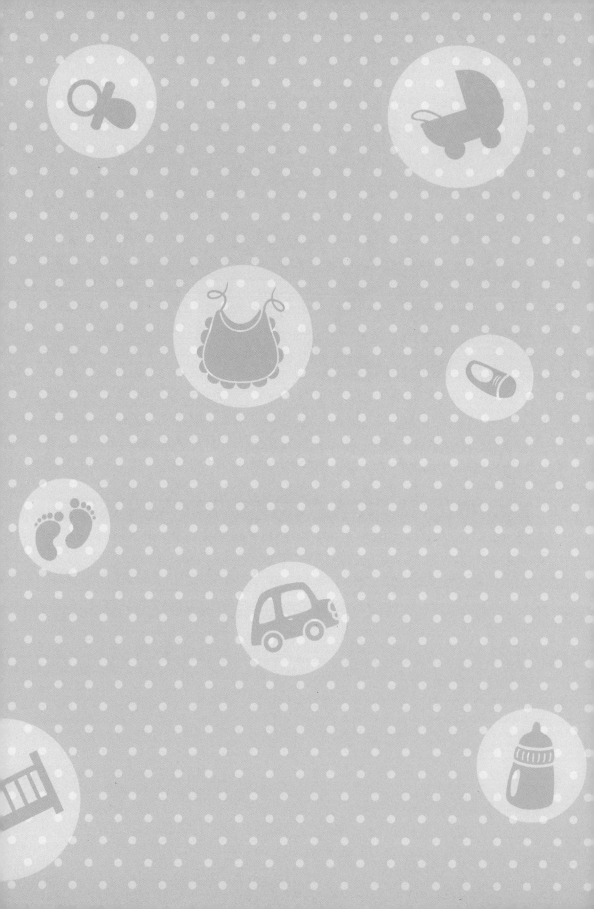

第二章
孩子咳嗽，
先找原因别忙止咳

　　伴随感冒发热而来的，通常还有咳嗽，但你或许不知道，咳嗽并不仅仅是感冒引起的，它可能是多种疾病的表现。很多父母看到孩子一咳嗽就急着止咳，咳嗽平息了，同时也失去了发现隐匿疾病的最佳时机。所以，如果孩子咳嗽，一定要先找到原因，别急着止咳。

急着止咳，会埋下隐患

　　咳嗽是身体不适的一种常见表现，很多疾病或因素都可能引发咳嗽。大多数的时候，咳嗽并不是生病的表现，而是一种正常的生理反射，是机体的一种自我防御机制。比如被水、食物、风、空气中的粉尘呛到了，此时，咳嗽可以协助机体排出过多的分泌物及吸入的异物，保持呼吸道通畅。

　　再比如，在雾霾严重的天气下，咳嗽也会变多，这个时候，咳嗽可以将致病的颗粒物咳出体外，以保护身体健康。

　　有些父母，一听到孩子咳嗽，第一反应就是赶紧给孩子吃药止咳，心疼孩子"把肺咳坏了"。这种做法是很不恰当的。

　　咳嗽只是一个症状，如果在不清楚咳嗽原因的情况下立即镇咳，很容易用错药，进而会干扰人体功能的防御机制，影响身体正常的循环规律。乱用镇咳药，可能不但止不了咳，反而会掩盖病情。

　　孩子咳嗽如果不厉害，没有影响到日常饮食、睡眠，没有出现浑身乏力等症状，其实可以不用管，如果是感冒等疾病导致的，只需要积极治疗疾病就可以了。

　　对于感冒引起的咳嗽，咳嗽本身有清洁呼吸道使其保持通畅的作用，通过咳嗽，可将呼吸道内的病菌和痰液排出体外，减少呼吸道内病菌数量，对于疾病的痊愈也是有好处的。如果这个时候急着吃止咳药，很容易让情况变得更糟，炎症持续时间会更长。

　　当然，如果已经影响到孩子吃奶、进食、睡觉，可以及时用些镇咳药，以防剧烈咳嗽引发呕吐，或是睡不好。

找到原因，从源头止住咳嗽

孩子咳嗽，常见的情况主要有以下几种，父母只要了解一下，在应对咳嗽时就不会那么紧张了。

上呼吸道感染引发的咳嗽

当孩子发生上呼吸道受到感染时，鼻腔黏膜会出现发炎症状，呼吸时干燥的空气被吸入，鼻腔就会变得更为不适，甚至会加重咳嗽。

这种咳嗽，多为一声声的刺激性咳嗽，好似咽喉瘙痒，一般无痰；咳嗽不分白天黑夜，但不伴随气喘或急促的呼吸。

较小的孩子会有嗜睡、流鼻涕等症状，有时可伴随发热，体温一般不超过38℃；生病期间孩子精神差，食欲不振，出汗退热后，症状也随即消失，但咳嗽仍会持续 3~5 天才会痊愈。

> **应对方法：**如果房间内太干燥，可以适当使用加湿器，或者在房间内挂湿毛巾，也可以用水拖地板或在房间里放一盆清水，这样能增加空气的湿度，减少干燥空气对孩子鼻腔黏膜的刺激。

如果孩子的咳嗽和鼻塞症状持续 1 周仍未见好转，应该尽快带他看医生。

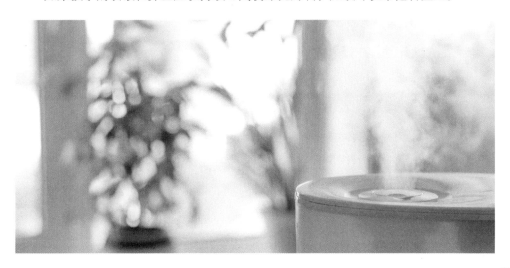

支气管炎引发的咳嗽

支气管炎导致的咳嗽，主要发生在1岁左右的孩子身上，春冬季节最为常见，通常在感冒后3~4天发生。

支气管炎最初会刺激上呼吸道，这个时候孩子会出现干咳，随之产生支气管分泌物，有痰，咳嗽程度也会加重。

这类咳嗽一般在夜间咳嗽次数较多，并发出喘声。在孩子入睡后的2个小时，或凌晨6点左右，咳嗽最为剧烈。还经常有发热的情况，也可伴有呕吐、腹泻，呕吐物中常有黏液。

> **应对方法**：支气管炎引发的咳嗽，通常3周内就能缓解，若是超过3周咳嗽仍持续存在，应怀疑有继发感染，如肺炎。

如果孩子咳嗽长时间未能康复，应去医院治疗，服用医生开具的小儿止咳类药物。在此期间别让孩子吃太甜或太咸的食物，否则会加剧夜间咳嗽。

由于病原体多为病毒，一般不用抗生素。休息时要经常变换体位，多饮水，保持口腔和呼吸道湿润，以使呼吸道分泌物易于咳出。

感冒引起的咳嗽

感冒除了会引发咳嗽，还会伴随流鼻涕、喉咙有痰等症状。这类咳嗽比较常见，如果是轻微咳嗽，多为轻度刺激性干咳，一般1~2周即可痊愈。

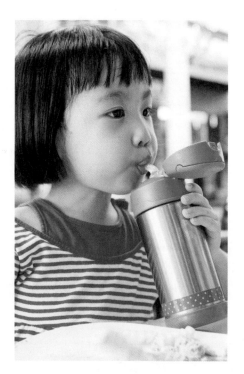

> **应对方法**：这期间只要保持室内空气流通，多给孩子喝点温开水即可，不需要用镇咳药。可以给孩子适量喂些煮梨水，并注意保持室内空气湿度和温度适宜。

咽喉炎引起的咳嗽

如果咽部黏膜发生炎症，也会刺激孩子喉咙发痒而产生咳嗽。

这种咳嗽会比较剧烈，表现为声音嘶哑，有脓痰，咳出的少，多数被咽下。尚不会说话的孩子常表现为烦躁、拒哺，咳嗽时发出"空、空"的声音；较大的孩子则会总诉说咽喉疼痛。

如果是出现犬吠样咳嗽，并伴有声音嘶哑，甚至呼吸困难，很可能是急性咽喉炎，情况比较严重。

应对方法： 要立即带孩子去医院治疗，不可拖延。如果盲目用镇咳药，会掩盖病情，对治疗非常不利。如果是不知情而用了止咳药，一定要向医生说明。

吸入异物引发呛咳

如果孩子在先前并没有咳嗽、流涕、打喷嚏或发热等症状时，而突然出现了剧烈呛咳，同时呼吸困难，脸色发白，有可能是在大人不注意时将某种异物放进了嘴里，不小心误入咽喉或气管。这种情况在较小的孩子中比较容易发生。

应对方法： 这类咳嗽突然而剧烈，但不能用镇咳药。父母要鼓励孩子咳嗽，可让孩子侧卧、低头，用手在其嘴里抠出剩余食物或异物，并立即送去医院及时取出异物。送医过程中要一定要注意保持呼吸道畅通，让孩子舒服点。

环境不适引起的咳嗽

室温过低，被冷气、冷风吹着了，也会引起孩子咳嗽。

应对方法： 此时要注意及时调节室内温度，室温以 25℃ 左右为宜。如果空气太干，可以使用加湿器，让湿度保持在 60%~65%。如果咳嗽剧烈，影响到了孩子睡眠，可适当用些镇咳药。

胃食管反流引起的咳嗽

孩子身体发育还不完善，有的孩子可能会出现胃部顶端括约肌无力，这样胃酸就容易反流入食管，刺激咽喉，或进入肺中，引起咳嗽。

应对方法： 如果确定有胃食管反流疾病，那么在给孩子喂奶时，要尽量竖抱，在喂奶过程中或喂奶后，要轻轻地给孩子拍嗝。也可以减少每次喂母乳或配方奶的奶量，通过增加喂奶次数来补偿。

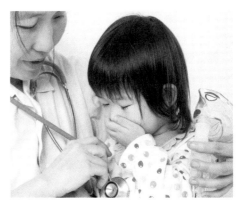

添加辅食或断奶的孩子，不要给他食用有刺激性的食物，并且要按时喂养，睡觉前 2 个小时内不要喂食。喂食后应保持直立半个小时以上。

其他原因

过敏性咳嗽（见本章第五节）。

哮喘（见本章第六节）。

肺炎（见本章第七节）。

百日咳（见本书第五章）。

咳嗽声透露的"疾病密码"

不同的咳嗽声，反映了不同的疾病，下面的表格将有助于你快速判断孩子的致咳因素。

小贴士

孩子咳嗽期间，父母要鼓励孩子多休息，睡觉时头部和上身略垫高些，以防咽喉黏液滞留在喉咙内。

保持室内空气的流通，避免烟尘刺激。不要给孩子吃酸、辣、冷等刺激性食物。咳嗽时产生的急速气流会带走呼吸道黏膜上的水分，造成缺水，所以要注意给孩子多喝水，吃些水果，但要注意别太凉。

致咳因素	咳嗽表现	其他明显症状
普通感冒	咳嗽，可咳出黏液，不伴有哮鸣音或者呼吸困难	发热
急性支气管炎	上呼吸道感染 3~4 天后出现咳嗽，起初为干咳，以后有痰。入睡后 2 个小时或凌晨 6 点左右咳嗽最为剧烈	常有发热，咳嗽后会伴有呕吐、腹泻，呕吐物中常有黏液
肺炎	咳嗽伴有发热，气促甚至呼吸困难	出现声音嘶哑，一般白天病情较轻，夜间加重
急性感染性喉炎	咳声"空空"，似小狗叫声	出现声音嘶哑，一般白天病情较轻，夜间加重
吸入异物	突然出现剧烈的呛咳	没有流涕、打喷嚏或发热等症状，但出现呼吸困难，脸色发白
胃食管反流	喂食后出现持续性喘鸣样咳嗽，平躺后加重	
支气管哮喘	白天咳嗽少，活动或者夜晚咳嗽重，喘息样咳嗽可达数周之久，尤其是有哮喘家族史者	
百日咳	阵发性痉挛性咳嗽，伴有深长的"鸡鸣"样吸气性吼声	咳嗽时伴有鼻内黏液泡
肺结核	干咳	消瘦，夜间汗多，午后又有低热

咳嗽用药，别犯这 5 个错误

孩子咳嗽很常见，许多父母都觉得不是大病，常常自行买药治疗，但看似小问题的背后却可能隐藏着大问题。自行用药，药不对症或者用量没有把握好，很可能咳嗽没止住，反而吃出了别的问题。

以下是我在接诊过程中发现的，生活中父母最常犯的几种咳嗽用药误区，做父母的不可不察。

误区一：用消炎药

消炎药只对呼吸道感染引起的咳嗽有效，因为它能抑制炎症，减轻炎症对呼吸道的刺激。然而不是所有的咳嗽都是由呼吸道感染出现炎症刺激引起的，像过敏、烟尘、异物刺激等也可引起（详见上一节内容），这时，服用消炎药对咳嗽是完全没有用的。

误区二：一咳就用镇咳药

前面提到，咳嗽是机体的一种自我防御机制，能够帮助身体排出分泌物或异物。一咳嗽就马上给予镇咳药，不利于痰液的排出，痰液长时间堵塞呼吸道，反会导致呼吸道和肺部感染。正确的做法是，先弄清咳嗽原因，如果有痰，应该先祛痰，痰液排除后咳嗽自然会减轻。

误区三：使用成人止咳药

同样是咳嗽，大人孩子却不可用同样的药，因为孩子体重轻，生理也有些差别，特别是肝、肾等脏器发育不完善，一些成人能用的药物成分，孩子用后很容易发生不良反应。

误区四：忽略了其他症状

孩子出现咳嗽的原因各不相同，常常还可能有腹胀、咽痛、大便干、便秘等内热症状，所以父母在选药的同时别忘了关注孩子的胃肠症状，不要以为止住了咳嗽就好了。

误区五：不用管，咳一咳就会好

相对于一咳就用药，还有一类父母是坚持让孩子"扛过去"。其实多数咳嗽都是由疾病引起或是某些疾病的信号，如果一味地"扛"，不及时查出病因，很可能就耽误了治疗的最佳时机。

这几种情况必须就医

　　大多数情况下，孩子的咳嗽都会自愈，但有些隐匿性疾病导致的咳嗽，是很难通过止咳彻底治愈的，只有找到疾病源头，才能从根本上治愈。而这些只有通过医生检查才能作出判断。

> ▶ 若遇孩子咳嗽且出现以下症状，不可拖延，必须即刻就医

- 夜间干咳不断，影响到了吃饭、喝水，说话也变得困难。
- 咳嗽持续了 1 周，仍然没有好转，而且痰变多了，呼吸也比平时快了。
- 咳嗽时伴随呼吸困难。
- 一呼吸就咳嗽，且咳嗽声音异常，比如出现了"嘶嘶"的声音，呼吸也显得急促。
- 嘴唇、脸色或舌头颜色变成暗紫色。
- 出现高热，特别是小于 3 月龄的孩子。
- 小于 3 月龄的孩子持续咳嗽了几个小时。
- 孩子咳嗽后呼吸时出现喘声。
- 咳嗽出血。
- 咳嗽的同时脾气也变得很暴躁。

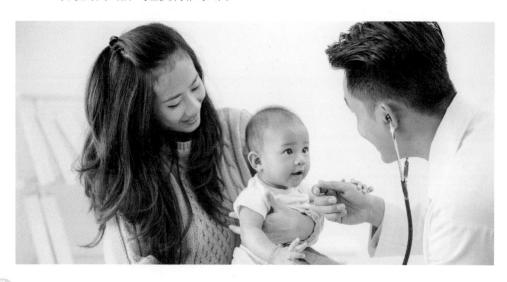

孩子咳嗽老不好，要怀疑是不是过敏

如果孩子咳嗽持续多日不好，这时就需要警惕了，这种情况很可能不是由感染引发的，而是过敏所致，尤其是在春季，更要格外注意。

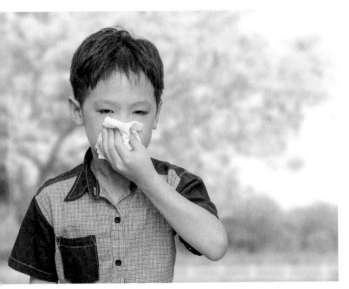

过敏性咳嗽，表现为持续或反复发作性的剧烈咳嗽，其主要特点就是呈阵发性发作，夜间咳嗽比白天严重，晨起时咳嗽最为明显，活动或哭闹时则咳嗽加重，如果遇到冷空气，还会发生接连打喷嚏的情况。

但这种咳嗽痰很少，咳嗽时间却很长，通常会持续3个月，甚至是持续整个春季到夏初。

过敏性咳嗽的治疗很麻烦，首先是过敏原很难去除，比如对空气中的一些有害气体过敏，由于有害气体、细菌刺激了呼吸道黏膜，后期呼吸道黏膜的损伤需要很长时间才能自我修复，这期间就会不断地咳嗽。

对于过敏引起的咳嗽，是不能使用抗生素治疗的，如果过敏严重，可在医生的指导下使用抗过敏药，同时可以用些镇咳药，用镇咳药也需要医生指导，不能私自购买使用。

预防感冒、作息规律、提高自身免疫力是预防过敏的关键；同时饮食要清淡、避免太甜、太辣的食物；保持口腔清洁，从外面回来后要用淡盐水漱口，清理鼻腔，将鼻子、脸、手洗干净。户外污染严重时，尽量减少户外活动；感冒后不去拥挤、通风不好的地方。容易过敏咳嗽的孩子，阴霾天、阴雨天要少出门，必须出门时一定要戴口罩。

另外，如果有家族遗传性哮喘，或者有其他过敏性病史的孩子，咳嗽时应格外注意，及早就医诊治，防止发展成哮喘。

哮喘莫当感冒治，诱发因素要远离

哮喘虽然表现为咳喘，但并不像一般咳嗽那样会很快痊愈，容易被再次诱发，而且有时还会相当凶险。

哮喘的常见症状

哮喘的常见症状是发作性的喘息、气急、胸闷或咳嗽，少数还可能会有胸痛（孩子出现胸痛是很难表达清楚的，需要父母仔细观察）。这些症状经常在接触烟雾、香水、油漆、灰尘、宠物、花粉等刺激性气体或过敏原之后发作，夜间和（或）清晨症状也容易发生或加剧。

别把哮喘当成感冒治

值得注意的是，小儿哮喘一开始会很像感冒咳嗽，所以容易被误当感冒来治。接诊的时候，经常见到有的孩子已经被反复咳嗽、气喘折磨了很久。问诊才知道，一开始，孩子就是感冒、咳嗽，家长也没在意，医生也是按照普通感冒、咳嗽治疗。每次打完消炎针，孩子的咳嗽症状就能缓解，可没过多久，就又反复发作。直到咳嗽、气喘得厉害，才意识到问题的严重性，结果诊断为哮喘。

这里我给一个数据，那就是我国儿童哮喘误诊、漏诊率高达20%，有诊断为气管炎的，还有诊断为肺炎的，等等。所以这里面父母的观察是非常重要的，及早发现，及时遏制，才不会发展严重。

上面说了，哮喘的早期症状也有流清涕、鼻痒、鼻塞、打喷嚏、咳嗽等，这的确与感冒症状很像，所以有些医生或家属就把它当成感冒治。怎么鉴别感冒和哮喘呢，有个很简单的方法：感冒一般还有发热、咽痛、乏力、精神差、嗜睡等症状，哮喘则无上述表现。

过敏孩子要警惕哮喘

哮喘发病的危险因素主要有两个：遗传因素和环境因素。

遗传是导致小儿哮喘的重要因素，很多患有哮喘的孩子，问诊的时候都发现，他们近三代的亲人当中有相关病史，如患有哮喘，出现反复咳嗽、喘息等症状；或是有其他过敏性疾病，如过敏性鼻炎、特应性皮炎等。

不过，大多数孩子哮喘还是环境因素所致。孩子属于过敏体质，本身可能伴有过敏性鼻炎和特应性皮炎；或者对常见的经空气传播的变应原过敏，如螨虫、花粉、宠物、霉菌等；或是对某些食物过敏，如坚果、牛奶、花生、海鲜类等；或是药物过敏。

过敏食物必须远离

对于婴幼儿来说，食物引起的变应性哮喘，是最为常见的。一经确诊，应立即停用过敏食物，这是防治食物变应性哮喘的根本方法。但是严格忌口并不是说对所有可能引起过敏的食物都要忌口，一般是孩子对什么过敏就忌什么。这就需要父母平时仔细观察，或让医生帮助通过过敏原检测来确定。

刺激性食物即使不过敏也应严格忌口

如果对辛辣等刺激性食物或冷饮、甜食、酸食、咸食等虽然不过敏，但不耐受，如吃了就咳嗽等，也应禁食。尤其在呼吸道感染时，忌口要更加严格些。

忌口的时间要视过敏食物的种类和过敏程度而定。除对鱼、虾、花生等过敏者需长期忌口外，其他过敏食物一般忌半年到 1 年即可，然后可少量试食，如仍过敏，再适当延长。

导致小儿哮喘的常见食物过敏原

致敏食物	过敏因素
牛奶	牛奶是诱发小儿过敏最常见的因素。牛奶中的甲种乳白蛋白是所有牛奶成分中最强的变应原成分，虽然加热处理后可明显减弱，但对于高度牛奶过敏的孩子，仍会诱发较为严重的哮喘
鸡蛋	蛋清中的卵白蛋白是诱发过敏的主要变应原，蛋黄特别是新鲜鸡蛋的蛋黄较少诱发过敏。因此，有过敏史的孩子，要尽量少吃蛋类食品，添加辅食时可少量尝试蛋黄
海产品	各种海产品及水产品也是诱发小儿哮喘的重要过敏原。统计发现，渔业发达地区的哮喘发病率普遍较高，这与鱼类过敏是否有关虽然尚不能确定，但许多研究已证实鱼类、虾类、蟹类、贝类和蚌类等均可诱发呼吸道症状
油料作物、豆类	花生、芝麻和棉子等油料作物能诱发小儿哮喘，主要与这些食物含有较高的蛋白有关，不过一旦制成油制品则很少诱发过敏症状。此外，各种豆子，如黄豆、绿豆、红豆和黑豆等均可诱发呼吸道过敏症状

其他诱发哮喘的因素

　　除了食物，许多危险因素可引起哮喘加重，被称为"触发因素"，包括感冒病毒感染、变应原、环境因素、药物等。在诱发因素出现时，会造成肺部通气不畅，严重时如果不给予适当治疗，可致呼吸和心跳停止。所以有哮喘的孩子是一定要避免接触这类事物的。

　　运动也能诱发哮喘发生，尤其是在寒冷或干燥的环境中运动。此外，如果是吸入了刺激物，如空气污染物、吸烟、香水和清洁剂，以及出现情绪波动如焦虑、生气和激动兴奋等，也都会诱发哮喘。

　　另外，还有一点非常值得注意，那就是过敏性鼻炎常并发哮喘，需要重点监护。

😊 哮喘急性发作时的处理

　　哮喘急性发作时，孩子会出现憋气、缺氧、有痰咳不出的情况，因而坐卧不宁，烦躁不安，这种情绪波动对也会加重症状。这时首先要安慰孩子，安定他的情绪。

　　1.可以使孩子取坐位或半坐位，以减少胸部呼吸肌的阻力，从而使呼吸通畅。可在床上放一小桌，桌上垫软枕，让他伏在枕上休息或睡眠。

　　2.仔细观察病情变化，注意每分钟呼吸及脉搏的次数和节律，注意有无紫绀和出汗，随时准备送医院。

　　3.室内要安静，空气要清新、温暖，保持一定的湿度。

　　4.饮食以清淡、易消化的流质或半流质食物为宜，多吃水果，避免吃诱发哮喘发作的食物。按照药物剂量和方法及时服药。

　　5.时常轻拍后背以协助排痰，保持呼吸道畅通，并及时清除鼻腔内分泌物。注意口腔卫生，因哮喘发作时常张口呼吸，故每隔5分钟应喂些温开水，保持口腔黏膜湿润。

"四看一听"，孩子肺炎早发现

孩子发热、咳嗽时间一长，很多父母都会担心会咳出肺炎。其实肺炎不是咳出来的，也不是热出来的，咳嗽只是肺炎的一个症状，很多时候咳嗽仅仅是感冒而已，并非肺炎的表现，但如果出现某些特别的症状，则提示肺炎的可能性大，切不可当普通感冒来治。

是感冒还是肺炎，"四看一听"能辨清

看体温

一般小儿肺炎时大多有发热症状，体温多在38℃以上，持续2~3天时间，退热药只能使体温暂时下降一会儿，很快又会上升。感冒虽然也会发热，但体温多数在38℃以下，持续时间较短，退热药的效果较明显。

孩子患肺炎时体温可能会很高，但也可能不发热，甚至体温低于正常，这一点不要忽视。

看咳嗽和呼吸症状

一般感冒和支气管炎引起的咳喘多呈阵发性，不会出现呼吸困难。如果孩子咳喘较重，静止时呼吸频率也增快，两侧鼻翼一张一张的，口唇发青或发紫，提示病情严重，不可拖延。

如果是病毒性肺炎，往往起病急，先有感冒症状，会持续约3天，低热，体温在38℃左右，流清鼻涕水，咳嗽，2~3天后咳嗽会加重，呼吸快而浅，每分钟可达60~100次。最突出的症状是喘、憋、呼气延长，喘鸣音明显，孩子感觉非常痛苦。

看精神状态

如果孩子虽然发热、咳嗽、喘，但精神却很好，能玩、爱笑，那么得肺炎的可能性很小；如果精神状态差、烦躁、哭闹，甚至口唇青紫、昏睡、抽风、谵语，则提示肺炎的可能性较大。

需要注意的是，在患肺炎初期，孩子既可能精神无明显变化，也可能精神状态不佳，所以需要结合其他症状综合判断。

看孩子吃饭情况

孩子得了肺炎，会不吃东西，或一吃奶就哭闹不安。如果确诊孩子已经得了肺炎后，应继续喂奶、喂食，多喝汤类食物，如果食欲减退，应少量多餐，哺乳孩子应增加每天的喂奶次数，以增加营养。

听胸部的声音

儿童胸壁薄，如果有肺炎，即使不用听诊器也能听到肺部的水泡音，可以在孩子安静或睡着时听听他的胸部。将耳朵轻轻地贴在孩子脊柱两侧的胸壁，仔细倾听。如果是肺炎，患儿在吸气时会听到"咕噜咕噜"的声音，这是肺部发炎的重要体征。

同时仔细观察有无胸凹陷（在吸气时，两侧肋骨边缘处内陷随呼吸起伏），如果出现此情况，需马上送去医院确诊以便及时治疗。

小贴士

虽然孩子的咳嗽声是判断肺炎非常重要的依据，但有的时候，咳嗽次数少了，也不要以为是好转了，有可能只是镇咳药生效了，而炎症实际上并没有控制住，如果是这种情况，病情往往可能爆发，且更难治。

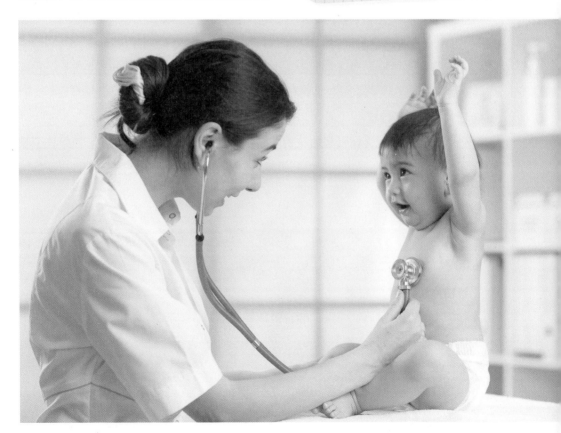

孩子得了肺炎怎么办

如果孩子的热度逐渐下降，精神好转，呼吸平稳，食欲增加，咳嗽减轻，面色好转，就说明肺炎在好转中；如果在治疗中突然出现剧烈的咳嗽、气急、口唇发绀、神情萎靡、高热、烦躁不安，则提示病情在恶化，须及时向医生反映。

患肺炎的婴儿如果吸乳不好、哭声低微、呼吸加快，均是病情加重的信号，应立即送医院救治。

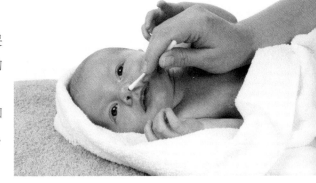

若有严重喘憋或突然呼吸困难加重、烦躁不安，则提示痰液阻塞呼吸道，需要请医生采取救治措施，进行吸痰、吸氧等。

因为肺炎的治愈需要一段时间，如果是用了抗生素且有效，那就不可在热退后立即停药，也不可随意减量，否则病情会反复发作或出现并发症。

做好护理，让孩子更快康复

1.保持空气流通，湿度合适，太闷太热会导致孩子咳嗽加重，呼吸更为困难。

2.注意孩子鼻腔内有无干痂，有干痂时可用棉签蘸水后轻轻取出，以解决因鼻腔阻塞而引起的呼吸不畅。

3.让孩子多喝水、吃富含营养及易消化的食物，加强营养，补充鱼肝油，适当到户外晒太阳。

4.孩子在患肺炎期间，抵抗力较差，更应注意居家的卫生条件，以免使病情加重。餐具要注意蒸煮消毒，门窗、地板及大件家具可使用消毒剂擦拭消毒，衣被、孩子用具及玩具等也都要做好消毒措施。

> **问：免疫接种能预防肺炎吗？**
>
> 答：导致人患上肺炎的细菌多种多样，其中肺炎球菌（也叫肺炎链球菌）是最常见的一种，所以接种肺炎球菌疫苗对于预防肺炎球菌感染是安全有效的方法。肺炎球菌疫苗不同于流感疫苗，不必每年注射，接种一次的有效期为5年。

第三章
消化出问题，
要注意调整饮食

　　腹泻、便秘、积食、呕吐……孩子消化系统发育还不完善，一旦饮食不节，很容易引起各种肠道问题，消化不好，孩子营养跟不上，就会出现体弱易生病、长不高等问题。腹泻严重的，还会危及生命。所以保护好孩子的肠胃是每个父母必做的功课，一些孩子常见的消化系统问题也要学会应对。

孩子呕吐、腹泻怎么办

呕吐、腹泻，几乎每个孩子都会不止一次地出现过，尤其是年龄较小的孩子。孩子呕吐、腹泻相比大人症状表现更为剧烈，每当这时，父母都会非常担心，恨不能代替孩子受罪，为了让孩子早日康复，很多父母一股脑儿地给服用各种药物。很多时候，服用了药物，孩子非但不见好，反而越来越止不住地泻，甚至拖得时间更长，孩子的生长发育也受到很大影响。

其实，呕吐和腹泻是身体的一种自我保护机制，能够把有毒的物质或者异物排出体外，对人体是有益的，但是过度的呕吐、腹泻则容易造成机体电解质平衡紊乱，如代谢性碱中毒，所以这个时候相比于止泻，做好护理才是最重要的。

孩子发生呕吐、腹泻的症状时，父母需要做好以下防护措施。

及时补水防脱水

呕吐和腹泻时身体在短时间内丢失大量的体液，所以必须注意随时喂水、米汤、果汁，最好能补充口服补液盐。口服补液盐内含有葡萄糖、氯化钠、氯化钾、枸橼酸钠等成分，可补充因丢失的电解质及体液，调节人体水、电解质和酸碱平衡。医院和

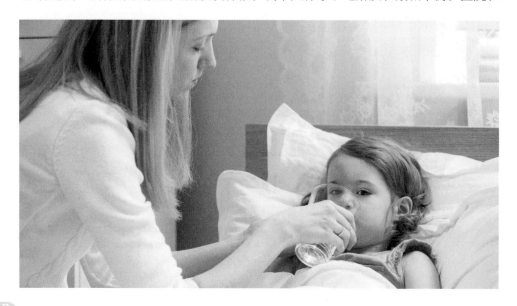

药店均可买到口服补液盐。

口服补液盐服的用方法是：将一小袋口服补液盐溶于 500 毫升温开水中，在一天内分多次服用。服用量以"丢失多少，补充多少"为原则。如难以把握，可按下面标准进行补充：一般小于 6 月龄者 50 毫升，6 月龄～2 岁者 100 毫升，2～10 岁者 150 毫升。10 岁以上能喝多少给多少，或者按照 50～70 毫升 / 千克体重给予，并注意少量多次饮用，直至腹泻完全停止。

饮食细碎易消化

呕吐和腹泻在丢失体液的同时，也会影响营养的摄取，而呕吐腹泻期间，孩子往往也没有胃口，所以吃的也会很少，很多孩子吐泻之后，体重会明显降低，脸色也会变差，很大一部分原因就是营养没跟上。

孩子腹泻期间，父母要注意调整饮食，让他吃得下去，消化得了。若是母乳喂养的孩子，要继续母乳喂养，非母乳喂养的，如果不是配方奶引起的吐泻，也不要骤然变换配方奶。6 月龄以上的孩子可继续吃已习惯的平常饮食，如粥、面条、鸡蛋、蔬菜等。但要处理得更细碎，使之更容易消化，期间不要增加以前没有吃过的食物。

母乳喂养的孩子，妈妈饮食上要避免高脂、高糖、高盐的食物；能自己吃饭的孩子，也要避免此类食物。

鸡汤、果汁、运动饮料等并不能补水，还会加重脱水症状。

消毒工作不可少

如果是感染性呕吐或腹泻，要做好消毒隔离，食具、水杯、水瓶等都要经常消毒。衣物要勤洗、勤晒。在为孩子处理完呕吐物或便便后，双手应反复清洗，然后再做其他事情。孩子的手也要注意清洁。

孩子每次大便后应及时更换尿布，并用温水冲洗肛门及周围，洗净后用柔软干净的棉布吸干水分。不要用力擦肛门，也不要使用消毒纸巾。如果已形成红屁股，可涂抹护臀霜或者鞣酸软膏、金霉素鱼肝油等。

注意观察病情

护理过程中应注意观察并记录大便次数、性状、颜色及量的变化，这样能为医生制定治疗计划提供依据。

如果孩子发生腹泻而没有脱水，或只是轻度脱水，哭时眼泪汪汪，口渴和尿量减少不明显，在家做好护理即可；如果孩子在家护理期间病情不见好转，出现大便次数频繁、口渴明显、双眼凹陷、尿量明显减少等脱水表现，以及高热等症状，应及时就医治疗。

保暖腹部

孩子腹泻时往往会因肠痉挛而引起腹痛，这时做好腹部保暖可以缓解肠痉挛，达到减轻疼痛的目的。可用热水袋热敷，或者喝些热饮料，也可将手搓热揉摸孩子腹部，既能温暖腹部，也能对孩子起到安抚作用。

▶ 这些情况要就医

1. 孩子月龄小于6个月，或体重小于8千克。

2. 有早产史或慢性病。

3. 小于3月龄的孩子体温大于38℃。

4. 便中见血。

5. 持续呕吐。

6. 6个小时内无尿，哭时无泪。

7. 口服补液盐补不进去或没有效果。

8. 孩子的精神状态改变，如嗜睡等。

9. 腹泻症状超过7天仍不见好转。

肠道好不好，看"便便"就知道

大便，虽然"不雅"，是没什么价值的废物，但却能反映我们身体的健康状况，孩子的大便更是消化情况的晴雨表，而且不仅可以反应孩子消化吸收的功能，还可以提供孩子一些疾病方面的重要信息。爸爸妈妈只要留心观察孩子的大便状况，就能对孩子的健康状况有一个大致的了解。

孩子处于发育时期，各阶段的饮食结构和喂养方法都有所不同，而且会受许多因素影响，因此，孩子的大便性状也是不尽相同。

母乳喂养的孩子

母乳喂养的孩子，正常大便的外观呈黄色或金黄色，稠度均匀如膏状，有一股甜酸气味，但不臭，无明显的黏液，偶有颗粒样奶瓣或微带绿色。

大便每天3~5次，有时会有6~7次，但只要每次的量不太多，性状没什么异常，体重照常增加，就不属于病态，不需要任何处理。

但要注意，如果原来每天大便1~2次，突然变成5~6次或者更多，并且水分较多或含有不消化食物残渣，就要到医院去检查一下。

人工喂养的孩子

人工喂养（吃配方奶）的孩子，大便一般呈淡黄色或土黄色，较硬，干燥成形，不粘污尿布。

如果配方奶中糖分较多则会变软，并略带腐败样臭味，而且每次排便量也较多。正常情况下每天排便1~2次或隔1~2天一次。

随着孩子月龄的增长，以及各种食物的增加，大便就逐渐与成人相同了。

添加辅食的孩子

如果孩子除吃奶外，还添加了蔬菜等辅食，大便中可含有未消化的菜叶等，待孩子的胃肠功能逐渐适应了以后，该现象就会消失。如果辅食中有米粉、米汤等淀粉类食物，则大便量会较多，味较臭。

这样的便便有问题

蛋花汤样大便

每天大便5~10次,含有未消化的奶块,无黏液,表示消化不良,多见于喝牛奶或奶粉的孩子。

绿色稀便

每天大便5~10次,多是因为天气变化着凉,或吃了难以消化的食物。

水样便

多由肠道病毒感染引起,秋季和冬季多见,大便每天10次以上,呈水样且量多。

深棕色泡沫状便

一般是由于食物中淀粉类或糖过多所致,多见于人工喂养的孩子。

油性便

粪便呈淡黄色,液状,量多,像油一样发亮,由食物中脂肪过多所致,多见于人工喂养的孩子。

大便呈黄色黏液状、脓血状

提示孩子患有肠道细菌感染或痢疾;如为稀水样、蛋花样,且有酸臭味,则很可能是消化吸收不良或病毒性肠炎引起。

大便呈果酱样或血水样

前者提示可能患有肠套叠,后者出血性肠炎的可能性大。这时孩子多有哭闹、腹胀及吐泻等情况。

黑色便

如果排除了特殊食物或药物因素,通常意味着孩子有胃或小肠等消化道出血,且多为上消化道出血。常见于消化道溃疡、息肉和钩虫病等。

灰白色大便

大便呈灰白色陶土样,提示可能患有肝胆疾病,如婴儿肝炎综合征、胆道闭锁等。孩子同时可伴黄疸、尿黄、腹胀和肝脾肿大等表现。

正常大便表面附有鲜血

如大便较软,排便时孩子安静无痛苦,多见于直肠息肉;如大便干硬,排便时孩子较费力,且伴有肛周疼痛、难受哭闹,则很可能是肛裂所致。

大便秘结

大便干硬,常呈颗粒状,且排便隔时较久,排解困难。便秘排除器质性病变,大多数是因为偏食和排便无规律性引起。

秋季拉肚子，多是轮状病毒惹的祸

秋冬交替之际，气温变化较大，各种病毒和微生物也开始活跃，由于婴幼儿免疫力和消化系统的发育尚未完全成熟，很容易因感染细菌、病毒等而发生腹泻。所以每年一到秋冬季节，医院门诊的腹泻患儿数量就会猛增。

秋季腹泻的原因

孩子秋季容易发生腹泻有几个方面的原因。

1.消化系统不成熟：婴幼儿消化系统发育不成熟，酶的活性较差，但营养需要相对又高，肠道负担就会加重。如果喂养不当，淀粉类、脂肪类食物添加过多，或者一次进食过多等，都可引起消化功能紊乱，导致腹泻。

2.免疫功能不成熟：婴幼儿时期的神经系统、内分泌系统、循环系统以及肝、肾功能都还没成熟，调节功能较差，免疫功能也不够成熟，一旦有病原菌随受污染的食物进入体内后，很容易造成腹泻。

3.温差大：秋季气温变化大，忽冷忽热。气候变化引起感冒、腹部受凉以及各种感染也可导致腹泻。

4.其他疾病因素：婴儿感冒，或者有肺炎、脑膜炎、败血症等疾病时，也会引起消化道功能紊乱，表现为腹泻症状。

5.轮状病毒感染：主要由于轮状病毒感染。传染源来自患者、隐性感染者及带病毒者。急性期患儿粪便中含有大量病毒，病后第3~4天排出的病毒量最多。轮状病毒传染性强，可通过密切接触途径传播或流行，也可通过呼吸道传播。

秋季腹泻，多是轮状病毒所致

秋季天气逐渐变凉，正适合轮状病毒滋生，轮状病毒经呼吸道进入身体，就会导致孩子腹泻，这也是导致小儿秋季腹泻最主要的原因。

孩子感染轮状病毒后，潜伏期为1~3天，接着就会发病，初期会有发热、流涕、轻微咳嗽等症状；随后1~2天常发生呕吐，出现腹泻。

腹泻可达到每天 10 次左右，大便稀薄，呈乳白色、黄色或绿色蛋花汤样，偶尔带少许黏液或脓血，无特殊腥臭味；腹泻的时间可持续 3~5 天或 1 周，少数可长达 3 周。

由于患儿频繁腹泻与呕吐，进食又少，严重者可出现脱水、酸中毒及电解质紊乱，表现为口渴明显、尿量减少、烦躁不安、精神萎靡、嗜睡、神志不清等。如不及时治疗，可发生低血容量性休克，进而危及生命。

小贴士

秋季发生腹泻原因较多（如上页所述），不一定都是轮状病毒所致，因此，如果孩子腹泻症状严重，最好还是去医院做一个检查，以确定腹泻原因，才好对症治疗。

6~24 个月的孩子最容易感染轮状病毒，特别是 6~11 月龄的婴幼儿发病率最高。营养不良、佝偻病、贫血和体弱多病的婴幼儿感染轮状病毒的概率更大，而且病情严重，病程也较长。

由于感染轮状病毒初期的症状和感冒很相似，很多父母在孩子出现腹泻之前容易混淆误以为是感冒，这一点要引起重视，一旦发热、流涕、轻微咳嗽而紧接着开始腹泻，那就要引起警惕了。

腹泻脱水不可不重视

轮状病毒导致的腹泻，最大的危害就是呕吐以及腹泻后的脱水。脱水指的不仅仅是水分丢失，同时还有电解质丢失。严重脱水可造成大脑等器官损伤，甚至危及生命。所以一定要引起重视。

腹泻期间，家长应给孩子服用含有少量糖、盐的米汤或者苹果汁的混合液体。也可以从药房买到含有电解质的口服补液盐，液体中含有葡萄糖、钠和钾以及水分。使用时按照说明书上的稀释方法，少量多次喂服，既可预防脱水，又可治疗轻中度脱水。

另外，家庭治疗中，在尽可能进水的情况下，如果孩子 4 小时内仍没有排尿，甚至出现哭时少泪、口腔干燥等情况，应到医院就诊，通过静脉输液纠正脱水。

如何预防

1. 母乳喂养。医学调查发现，母乳喂养的孩子较少发病，这是人乳中含有各种免疫增强因子的缘故。

2. 注意喂食卫生。孩子用的餐具、炊具在使用前，一定要注意消毒；冰箱内放置的食物必须加热后食用；在常温下放置的剩奶不能超过 4 个小时。

3. 养成良好卫生习惯。每次给孩子换尿布后、喂奶或喂饭前，都要先用肥皂和流动的水认真洗手；避免让孩子养成喝生水，乱吃不洁净食物的习惯；家里不留卫生死角，保持室内空气流通；尽量避免带孩子到公共场所和人群密集的地方玩。

小心护理，保证液体摄入量

由于轮状病毒无特效药，所以，给孩子做好日常护理非常重要。

轮状病毒感染期间，由于急性胃肠损伤，造成进食受限。所以首先应保证液体（口服或静脉输液）摄入量，再有就是营养支持。对于较小的婴儿，要坚持母乳喂养。有的父母怕孩子腹泻期营养流失太多，千方百计地喂孩子牛奶、鸡蛋等高脂肪、高蛋白的食物，这样是不对的，反而会加重胃肠的负担，使腹泻长时间不愈。

轮状病毒胃肠炎的自然病程在 5~7 天。有些婴儿腹泻时间长，应考虑是后期的乳糖不耐受所致。而且，轮状病毒感染后 2~4 周都会有不同程度的乳糖不耐受问题。建议吃配方奶的婴儿换用无乳糖配方粉，母乳喂养的婴儿一般不需特别关注，若腹泻

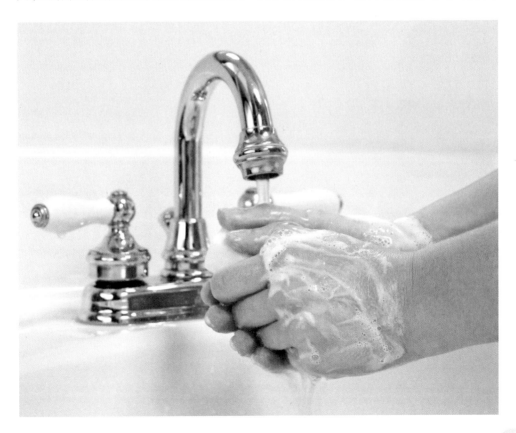

仍然严重，坚持母乳喂养的同时添加"乳糖酶"。

只要没有剧烈的呕吐，患儿大多不用禁食。严重呕吐的患儿，应禁食4~6个小时，缓解后继续喂养。可以适当减少喂奶次数，喂食糖盐水，减轻胃肠道负担。

有些腹泻的孩子不愿意喝水，精神也很差，有明显的脱水症状，这种情况下就需要住院或输液治疗。

患儿恢复饮食时，可喂米汤或稀释的牛奶。等病情得到控制，开始恢复正常进食时，要注意先从流质至半流质，再到软饭的逐渐过渡。

保护臀部也是不可忽视的。每次便后都要为患儿清洗臀部，防止发生尿布皮炎，再涂些油脂类的药膏，以防被粪便尿液浸渍而出现"红屁股"。

轮状病毒性胃肠炎别乱用药

轮状病毒自然病程一般在5~7天，目前没有什么特效药，平常孩子腹泻常用的妈咪爱、蒙脱石散等调整肠胃的药，对轮状病毒胃肠炎是没有任何效果的，所以如果确认是轮状病毒导致的腹泻，没必要急着用药。

腹泻、呕吐本身是机体自我保护的一种反应，有利于排除毒素和不消化的食物，所以这时治疗的方法不是急着去止吐、止泻，而是应该补充因呕吐、腹泻引起的机体脱水和营养不足。所以，即便是止泻药也不能吃。

另外，也不要随便给孩子使用抗生素，因为抗生素只针对细菌或一些特殊微生物感染有效果，对病毒是无效的。盲目使用抗生素，腹泻没治好，还会破坏孩子肠道内正常菌群，使肠道屏障完整性受到损害，将来更容易发生各种肠道疾病。

问：疫苗能预防轮状病毒感染吗？

答：目前虽有轮状病毒疫苗，但轮状病毒有很多型，就算服用了轮状病毒疫苗也不能保证不被感染，只是得病后症状会轻。而且轮状病毒属于口服减毒的活苗，也存在一定的因为服用疫苗而感染的风险。所以不可寄希望于疫苗。

腹泻不止，防脱水是要务

许多父母见孩子腹泻不止，首先想到的是要加强营养，其实腹泻最大的威胁还不是营养流失的问题，而是脱水和电解质紊乱。

脱水严重会要命

发生腹泻时，消化道吸收水和矿物质的能力受损，同时，身体本来的水和矿物质还会从血液进入肠道，这就更加造成人体水分和矿物质的入不敷出，导致脱水。婴幼儿身体对水、盐平衡的调节能力较差，更容易出现脱水。如果不及时补水，重度脱水会引起抽搐、昏迷、休克，危及生命。

因此，腹泻治疗中最重要的环节就是：尽可能地预防脱水，如果已经出现脱水则必须尽快治疗。

另外，身体高热、大量呕吐也是造成脱水的原因之一，不可忽视。

怎样预防脱水

孩子一开始腹泻，就要注意给他补充足够的液体以预防脱水。虽然白开水是很好的补充体液的来源，但对于腹泻患者来说却不合适，因为腹泻时身体流失的不仅是水，还有矿物质，所以应当给予相应的补充。

首选的补液方式是口服补液盐，因为它不仅可以治疗脱水，还可以防止腹泻患儿脱水的发生。口服补液盐可以从医院和药店买到，如果没有，也可以通过食用稀粥、汤汁或米汤来代替，效果也很好，可以稍加一点盐，不要过咸（自己尝着略显淡即可），盐分多了反会加重腹泻。

若是母乳喂养的孩子，应继续母乳喂养，并且要增加哺喂的频次，或者是延长单次哺喂的时间。

混合喂养和人工喂养的孩子，可选择口服补液盐、米汤或食物汤汁，也可以饮用酸奶。

小于6月龄的孩子，若是轻中度脱水，每次应补充50毫升的液体。

6月龄至2岁的孩子，在每次腹泻后要补充100毫升左右的液体。

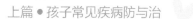

大一点的孩子,适当加量,约250毫升。或者按照50~70毫升/千克体重的量补充,一般需要在4小时内服完。

10岁以上的孩子,能喝多少给多少。但要注意的是,补液不是一次性的,应该持续到腹泻停止。

适当补锌

孩子腹泻时,除了补水,也需要注意适量补锌。因为腹泻时会造成肠道的锌大量流失,缺锌会导致肠绒毛萎缩和肠道双糖酶活性下降,进一步加重腹泻。适当补锌能加速肠黏膜再生,增加肠黏膜双糖酶水平,有助于腹泻状况的缓解。

急性腹泻时应补锌6~14天,6月龄以下孩子每天补锌10毫克,6月龄以上孩子每天补锌20毫克。

小贴士

不要给腹泻的孩子饮用软饮料(比如可乐、雪碧、果汁饮料等)、加糖的茶水、加糖的果汁、咖啡、中药凉茶等。这些饮料不仅不能补水,还会加重身体水分的流失。

病情未转好须及时送院治疗

补液期间要密切观察孩子情况,如果孩子出现比较严重的情况,如持续、频繁大量地腹泻,或者严重呕吐等,则可能仅仅口服补液还不够,应及时到医院就医。

孩子便便"见红"别紧张

有时候，父母会发现孩子的大便上带有血色，遇上这种情况，通常都会担心不已。因为我们都知道，便血多是癌或其他严重疾病的潜在信号。但是，孩子大便带血并没有你想象的那么严重，多数只是小问题，只要及时找出原因，一般都能很快解决。

孩子大便带血，主要有以下七个方面的原因。

原因一：妈妈乳头破溃出血

采用母乳喂养的，在母乳喂养初期，妈妈的乳头很容易发生破溃，孩子若是吞咽了妈妈乳头破溃处的血液，大便就会带有少许粉色或红色物质，看起来就有点像便血。如果是做大便检测，一般是查不到红细胞的。

应对方法：这种情况孩子通常进食正常，生长发育正常，父母不必紧张。

原因二：吃了有颜色的食物或药物

我们经常发现，有些轻微腹泻的孩子，常拉出带血色的粪便，实际上这是食物或药物中的颜料染上的，可以检查一下饮食。如果还是有怀疑，可化验粪便，以消除疑虑。

应对方法：只要确定是这种原因，就无须担心，食物和药物的颜色不会对健康造成影响。

原因三：服用了补铁制剂

如果孩子服用了含铁量较多的维生素制剂或补铁的药物，其中的铁不可能全部被吸收，会有少量经肠道排出。这时大便中可能含有黑褐色点状物，看起来像是黑色的血，这时如果进行大便潜血检查，会呈现阳性。

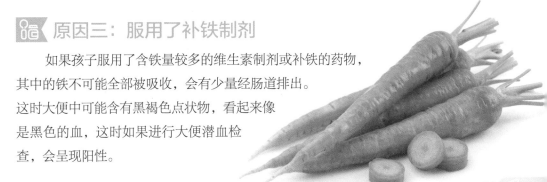

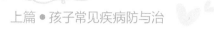

> **应对方法**：这种情况与孩子肠道发育或疾病无关，只要孩子生长正常，就不必担忧。

原因四：小肠黏膜受损

对于成人来说，大便带血，最常见的原因就是肠道出血，尤其是小肠黏膜受到损伤，这种情况大便检测潜血也会呈阳性。

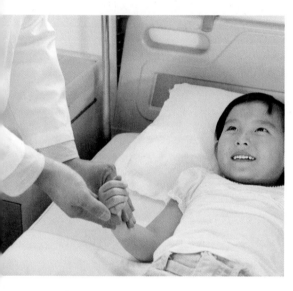

小肠黏膜受损伤，主要是误服药物或异物造成的，但对于孩子来说，这种可能性很小。大多数造成肠道损伤的原因还是食物，如果肠道不能耐受某种食物，小肠黏膜就会受到损伤，出血后血液进入肠道，这些血液要在肠道存留一段时间才会随大便排出，在这个过程中血液会被肠液破坏，所以往往这个时候进行大便检测也只能查到便潜血，并没有红细胞。

这种小肠损伤，如果不改变饮食，或者不及时治疗，就会持续缓慢出血，会造成孩子生长发育迟缓。

一些化学物质，特别是消毒剂，也会对肠黏膜造成损伤，不少父母认为消毒能使孩子远离病菌侵袭，但是孩子无形中接触消毒剂的机会也明显增多，长久下来，食入的慢性消毒剂就成了损伤肠道的元凶。

> **应对方法**：1.如果是牛奶引起的，要咨询医生，给孩子换合适的代乳品。比如经过转换氨基酸的食品和深度水解的特殊配方奶粉，孩子大便恢复正常后，生长发育也会很快恢复正常。
>
> 2.孩子出生后，从妈妈带来的抗体能够抵抗一般的细菌，不容易生病，所以父母没必要过度清洁。平时清洁用清水就行，避免使用消毒纸巾。

原因五：细菌或病毒感染

一些感染所引起的腹泻，有时会出现短暂但又引人注意的血性粪便。这种情况，孩子可能会发高热，大便里不仅有血，偶尔还会有脓、黏液和未消化的食物。这时，父母一定要带孩子到医院就诊。医生会首先确定有无脱水，然后查明腹泻和出血的原因，医生需要测定血细胞数，还要做粪便的培养和涂片，以找出特殊感染的证据。

应对方法：某些腹泻可用抗生素来治疗，但必须经过医生诊断，并在指导下用药。

原因六：肠道息肉

幼年性肠道息肉，也是婴儿、儿童便血的常见原因，一般发生在结肠和直肠。这种息肉其实是错构瘤性息肉，并不是真性肿瘤，发生恶变的概率极小，但如果忽视不治的话，长期的慢性失血会给孩子成长发育造成较大的影响。

应对方法：如果孩子出现不明原因的大便出血，家长切不可掉以轻心，应尽快带孩子到医院检查，以免延误病情。

原因七：肛裂

如果大便中可见鲜血，而且血液附着于大便表面，多半是由于肛裂所致。因为婴儿肛门括约肌发育不够成熟，收缩和舒展调解不够完善，容易在排便过程造成小裂口，导致大便带有少量鲜血。

这种情况，一般孩子会伴有哭闹、排便费劲，但大便不一定干结，父母应该很容易发现。

应对方法：只要在肛门处涂上少许含有抗生素的软膏，很快就会好转。

问：怎样预防小儿便秘、肛裂？

答：预防小儿便秘、肛裂，父母应注意以下三点：

1. 培养孩子按时排便的良好习惯。不要在紧张的情况下排便，每天按时进行，可养成按时排便的习惯。

2. 让孩子有适当的活动量，这不仅有利于预防便秘，而且对健康发育也有好处。

3. 科学喂养。孩子生长发育需要足够的蛋白质，但也必须摄入适当比例的碳水化合物，多吃一些粗粮、蔬菜和水果等富含食物纤维的食品。

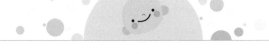

孩子腹泻时应考虑到的因素

孩子腹泻的原因是多种多样的，可能是病毒感染或细菌感染引起的，也可能是肠道内有寄生虫，还可能是使用抗生素或食物过敏等原因造成的，对大一些的孩子来说，喝了太多果汁也可能造成腹泻。

一旦孩子发生腹泻，父母就要通过孩子的某些症状，对致病原因做出大致的判断，这样会对护理和治疗起到积极的作用。下面就对各种常见的腹泻原因做一一分析及应对。

肠胃炎

肠胃炎是引起孩子和成人腹泻最常见的原因。引起胃肠炎的病毒有很多，最常见的就是轮状病毒，由于腹泻住院的孩子中有一半是感染了这种病毒。

这类肠胃炎好发于秋末冬初，如果孩子出现腹泻，并伴有胃痉挛、呕吐、低热，那很可能就是胃肠炎。这类腹泻很容易造成脱水，要引起注意。（详见本书第 53 页）

细菌感染

细菌感染导致的腹泻，一般比较严重，有时伴有呕吐，同时有腹痛、血便、发热的情况，引起腹泻的细菌多是大肠杆菌、沙门杆菌等。

细菌感染有些是可以自愈的，但有些也可能非常严重，比如由未完全熟的肉类里含有的大肠杆菌引发的感染就会很严重。所以，如果孩子有上述症状，应该及时带他去看医生，以便判断原因。一般会做粪便培养来看看是否是由细菌感染引起的。

有寄生虫

寄生虫也可能引起腹泻。常见的一种就是贾第虫病，也叫梨形鞭毛虫病，很多人可能没听说过，但却是非常常见的。这种寄生虫非常微小，要在显微镜下才能看到。

寄生虫在孩子之间很容易传播，所以做驱虫治疗的同时，一定要帮助孩子养成良好的卫生习惯，比如便后洗手、不抓挠阴部等，父母在给孩子更换尿布后也要及

时洗手，孩子换下的内衣也要及时清洗，发现有寄生虫病时还要注意做好衣物、玩具及寝具的消毒。（详见本书第 132 页）

使用抗生素

有些抗生素会造成腹泻，如果孩子在抗生素治疗期间或治疗后发生腹泻，就要考虑是不是抗生素的问题，要咨询医生看是否可以换用其他药物或疗法。如果擅自使用了抗生素或其他药物，在就医时一定要告诉医生。

饮食因素

饮食不节，吃多了会造成腹胀，继而发生腹泻，这种情况在较小、没有自控力的孩子中是比较常见的。

喝太多果汁，尤其是含有山梨醇和高浓度果糖的果汁，或喝了太多含糖饮料，也可能会使孩子粪便变稀，出现类似腹泻的症状。建议不要给 6 月龄以内的孩子喝果汁，6 月龄以上的孩子，每天喝果汁的量也不要超过 150 毫升，而且一定要是鲜榨果汁才好。

此外，配方奶冲调不当也可能引起孩子拉肚子，所以冲调奶粉时一定要看清说明，按比例加水，不要想当然或者自作主张。

牛奶过敏

过敏是引发腹泻的常见原因，这其中尤以牛奶过敏最为多见，有时候还能引起呕吐。因为孩子饮用牛奶比较普遍，所以很多时候往往并不会让父母想到这一点。

如果孩子对牛奶过敏，一般会在喝了以牛奶为原料的配方奶或吃了牛奶制品后几分钟到几小时内，就会表现出过敏症状。这类腹泻同时还可能伴有皮肤出疹的情况。

如果怀疑孩子腹泻是牛奶过敏所致，首先应立即停止服用牛奶或含有牛奶的配方奶，并找医生详细咨询。

其他食物过敏导致腹泻的症状与牛奶相似，应对方法可参照牛奶过敏。

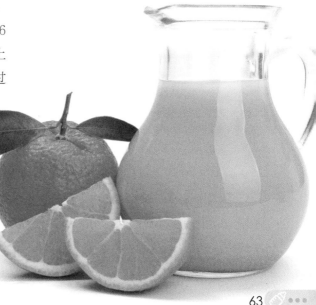

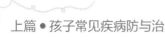

过敏性肠炎，要从食物上找原因

非母乳喂养的孩子，如果经常出现腹泻，尤其是3月龄内的小孩子，这时，首先要考虑过敏性肠炎。

过敏性肠炎的症状

发生过敏性肠炎的孩子，除了腹泻，还会有腹胀、便秘和肠鸣，以及不明原因的哭闹，有部分孩子会伴有较明显的湿疹（奶癣）。

过敏性肠炎是食物所致

过敏性肠炎，主要是孩子对牛奶或配方奶过敏导致的。导致过敏的食物最常见的是牛奶，牛奶中含有多种蛋白质，有的对人体来说是抗原成分，如酪蛋白、α-乳蛋白、β-乳球蛋白等，少数孩子对这些异体蛋白可产生抗原抗体反应，即所谓的过敏反应，从而引起过敏性腹泻。

还有一些纯母乳喂养的孩子也会出现这种情况，可能有三个方面的原因：

一是妈妈饮食中没有注意回避牛奶蛋白，母乳喂养的孩子通过乳汁摄入了牛奶蛋白，鸡蛋、海鲜等也可能引起孩子过敏。

二是妈妈食用了酒、姜、辣椒、肥腻食物、生冷食品等导致"过奶"现象。

三是可能妈妈没有明显进食上述过敏食物，但由于食物繁多，有很多食物是目前不能一一查清楚的，也可能引起孩子过敏。

过敏性肠炎的治疗

过敏性肠炎与一般肠炎症状区别不大，所以很多情况下容易误当一般性肠炎治疗，其效果很差。如果腹泻长期得不到纠正，则可能会发展为慢性腹泻、腹胀、吸收障碍、低蛋白血症等，会使孩子生长发育迟缓。

对过敏性肠炎导致的腹泻，目前最好的处理方法就是暂停现用的配方奶粉，纯母乳喂养的孩子则应暂停母乳喂养，寻找并去除导致过敏的母亲膳食中的食物成分，然后根据病情试服部分水解蛋白奶粉，如果仍然不耐受，可采用以氨基酸为基础的配方奶粉。

导致过敏性肠炎的因素还有很多，所以一定要找出致敏因素，才能从根本上避免过敏的发生。做过敏食物检测是最有效的方法，可根据过敏食物检测结果进行严格的饮食管理，避免接触过敏原。

没有出现过敏的孩子，在添加辅食的时候要逐一添加，遵循由少到多、由一种到多种的添加原则，以免发生过敏。

居家护理

1. 腹泻容易造成孩子体内水分丢失和电解质平衡紊乱，如不及时补充，则可能会造成脱水。若孩子出现口唇干、口渴、皮肤弹性差、眼窝和囟门凹陷等，就是明显的脱水信号，应注意及时补充液体。（具体方法见本书第 48 页）

2. 已经添加辅食的孩子，可在粥里加些蔬菜、肉末或鱼等，也可加少量新鲜水果，以起到补钾的作用，但要避免食用猕猴桃、梨、火龙果、香蕉。

3. 母乳喂养的孩子，妈妈应清淡饮食，切忌吃油腻、辛辣、生冷的食物，要尽量回避可能引起孩子腹泻的可疑食物。

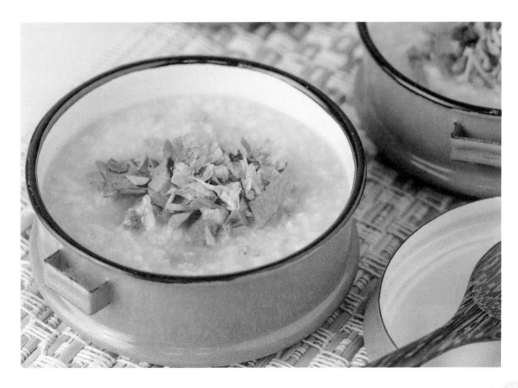

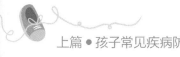

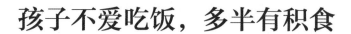

孩子不爱吃饭，多半有积食

现在很多孩子吃饭都不太好，有些严重的甚至很长时间都没胃口，什么都不想吃。我曾经接诊过一个小患者，才五岁，竟然有一年多没好好吃饭了，问诊得知，这个孩子平时会吃点零食，但是一日三餐总没胃口，就只吃一两口饭菜，不管妈妈怎样变换饭菜的花样，他也只吃一点点，以前查过微量元素也不缺，这次经过诊断，我确定为积食所致。

积食是因为吃得太多

刚开始出现积食，很难一下就发现，往往不知不觉中孩子的胃口越来越差。这时父母怕孩子营养跟不上，越是这样，父母越是会逼着孩子吃，慢慢孩子肠胃负担就会越来越大，还可能造成孩子厌食，食欲就更差了。

积食主要是饮食不当，影响到了孩子的消化功能，使食物停滞胃肠。孩子肠胃功能本来就弱，一次或者某一段时间吃太多是很容易造成积食的。父母完全没有必要担心孩子吃得太少，孩子饿了自然会吃，这一顿吃得少，下一顿自然就会多吃，违背孩子意愿，每顿都追着喂，像填鸭一样，或者不吃就千方百计哄着吃，或是训斥，想不积食是很难的。

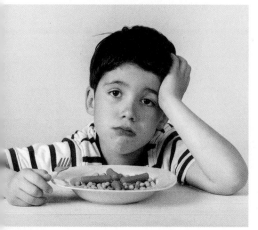

发现孩子积食的蛛丝马迹

孩子积食是一个长期的过程，只要父母留意，就能及时发现。

1.孩子积食首先会表现为食欲很差，有的

孩子一点东西都不想吃。

2.有的孩子食欲很旺盛，经常吵着饿，可是吃一点就饱了而且胃胀不消化。

3.积食会导致腹部发胀、舌苔厚腻（尤其是舌头的中间和后段）、粪便干燥、嗳气、口气有酸腐味，严重的还会出现呕吐等。

4.如果积食比较严重并且时间较长，孩子晚上会睡不安稳，来回翻身，或者睡觉的时候往往喜欢趴着睡，还会排气恶臭。

5.由于长期营养吸收不良，很容易引起贫血，孩子的生长发育也会受到一定的影响。

三方面消除孩子积食

对于孩子积食，可从以下三个方面进行缓解。

纠正喂养方式

对于积食，很多妈妈会想到给孩子吃健胃消食药，其实，改变不良的喂养方法才是防治孩子积食最重要的环节。孩子胃口不好时，不可逼着孩子吃饭，即使勉强吃下去，也难以消化吸收。

饭前不要给孩子吃零食，饭后可以吃一点，但也不要太多。

生冷油腻的食物要坚决避免。

临睡前不要喂孩子食物，比如喝牛奶等。

给孩子做推拿

捏脊：让孩子趴在床上，露出背部，沿孩子脊椎两旁，用两手拇指、食指和中指从尾骶骨开始，将皮肤轻轻捏起，慢慢地向前捏拿，一直推到颈部，由下而上连续捏五六次为一组，坚持每天早晚各做一组。

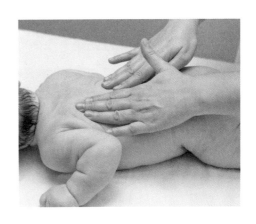

按摩腹部：妈妈先搓热手掌，然后顺时针给宝宝慢慢按摩腹部30下左右。每天早晚各做一次。

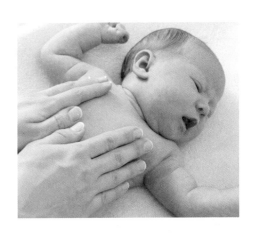

简单消食方

父母可以给孩子煮点简单的消食茶喝。比如可以用谷芽、麦芽各10克，山楂5克煮水喝，每周1次。同时少食或避免食用肉类。

规律饮食，还孩子一个健康的肠道

孩子消化出问题，很大一部分原因就出在吃上。有很多家长对孩子的零食不加节制，孩子一天三顿饭不规律，一天到晚都在吃东西，就会使他逐渐丧失饿的感觉，进食规律打乱了，消化系统功能也就紊乱了。

容易忽略的几个原因

很多孩子不停地吃零食，是觉得无聊了，或者是觉得紧张或烦躁了……这种情况下吃东西不仅会导致发胖，还会使他因为不正常吃饭而营养不良。一定要让孩子明白，食物是用来填饱肚子、让自己不饿的，而不是用来满足精神或情感的一些需要，或者缓解无聊的，从而慢慢改掉饮食无度的坏习惯。

另外，我发现有不少父母为了让孩子安静，或者让他有事儿做，不打搅自己，就给他零食吃，这对培养孩子的健康饮食习惯是很不利的。

假期要重点预防

假期是孩子发生肠道疾病的高发阶段，因为假期，不少父母会由于工作繁忙而疏于对孩子日常生活的照料和管理，一些自制力较差的孩子，每天待在家里，不知不觉中就吃掉了很多零食，慢慢就患上了胃肠道疾病。

而且，假期里孩子的三餐不像往日那样定时定量，特别是春节期间，亲朋好友聚会增多，食物更加丰富，高蛋白、高脂肪、高热量食物占多数，这类食物吃多了，会造成孩子消化不良，严重的还会引起急性胃炎、肠炎等，出现发热、呕吐和腹泻等症状，这些都是消化系统疾病的诱因。

假期孩子的饮食，应当尽量按照原来的时间和规律，饮食搭配也要多样化，注重摄入维生素及纤维素含量高的食物。在孩子吃了肉类食物后，避免让他再吃冰激凌、喝凉饮料等，饮食也不要过量。

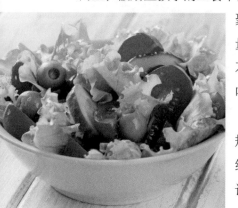

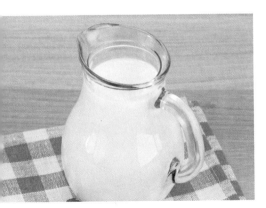

吃好早晚两餐很重要

对上学了的孩子来说，午餐一般都会比较规律，恰恰是在家吃的早晚两餐，容易出现不规律的情况，要格外引起注意。

首先是早餐、晚餐的时间要保证。一般来说在孩子起床后 20~30 分钟吃早餐，是最合适的，因为这个时候孩子的消化系统处于最佳状态，食欲也很旺盛。晚餐时间一般在晚上 6 点左右，最好不要超过晚上 9 点。晚饭后到睡觉之间至少要留出 2~3 个小时的时间，确保晚上吃的食物能够充分消化。

另外，要注意的是，晚餐不要吃得过多，不然会加重肠胃负担，影响睡眠。也不要吃太过甜腻、太油腻的食物，这类食物容易引起肥胖，增加胃肠、肝脏和肾脏的代谢负担。

尽量让孩子不挑食

挑食的孩子，肠道往往也不好。挑食其实并不是孩子的问题，而是父母没有做好。其实人类的味蕾在出生时大致是一样的，任何喜好都是后天引导的结果，父母有意避免或引导孩子吃某类食物，孩子慢慢就会出现食物偏好，这就形成了挑食。

对于已经出现挑食的孩子来说，父母应该有意识地进行引导，帮助孩子挖掘对食物的兴趣。孩子在品尝那些原本不爱吃的食物后会发现，原来味道也不错，就会改掉挑食的毛病。如果父母对食物表现出很喜欢的样子，孩子也会被正确引导。作为妈妈还应该做的就是给孩子变换花样，让食物看上去不仅美味，还好看、有趣，这样也能帮助挑食的孩子吃更多种类的食物，只有吃的全面、均衡了，肠胃才会更健康。

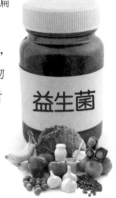

问：孩子消化不好，可服用益生菌吗？

答：对于经常腹泻的孩子，父母可以有意识地给他补充一些益生菌。可以选择那些不只能加入到水中，还能加入到奶粉中和辅食中的，使用起来就会非常方便。

调理孩子肠胃的食谱

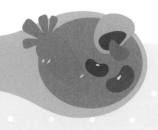

营养提示

此粥富含矿物质和蛋白质，对肠胃有很好的养护作用。也可用于腹泻后的营养补充。

瘦肉干贝粥

● **材料**

大米……30克　　　青菜……100克
瘦肉……30克　　　干贝……少许

● **做法**

1. 将瘦肉、干贝洗净切碎，同大米一同煮粥。
2. 青菜洗净切碎，粥将成时，将青菜倒入粥中，再煮一会即可。

枸杞山药粥

● **材料**

大米……50克
山药……100克
枸杞子……适量

营养提示

此粥能温和调理肠胃。山药不仅能健脾胃，还有很好的止泻作用，经常腹泻的孩子最宜食用。也可以用淮山药磨成细粉（20克），待粥将成时放入煮片刻。

● **做法**

1. 大米淘净，加适量清水熬成粥；山药去皮，切小块；枸杞子洗净。
2. 粥煮沸后下山药同煮，待粥将成时，下枸杞子再煮10分钟左右即可。

姜枣小米粥

● 材料

鲜姜……10克
红枣……4枚
小米……30克

● 做法

1. 把鲜姜切片，和红枣（去核）一起加水适量煮约15分钟。
2. 捞出鲜姜不用，再加入小米煮约30分钟即可。

营养提示

鲜姜有止呕的功效，红枣能补脾和胃，这道粥适合脾胃不和、容易呕吐和腹泻的孩子。

营养提示

苹果富含粗纤维，可使粪便松软，排泄顺畅，同时，有机酸可刺激肠壁，增加蠕动，起到通便的效果，搭配蔬菜米粉，很适合消化能力弱、粪便偏干的孩子食用。

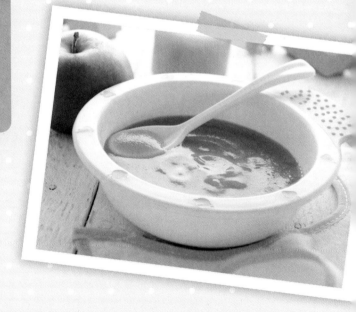

苹果米粉泥

● 材料

苹果……1个
蔬菜米粉……2大匙

● 做法

1. 苹果洗净去皮，切开，放在蒸锅里蒸15分钟。
2. 将蒸熟的苹果去核捣成泥，加少量白开水与米粉一起搅拌均匀即可。

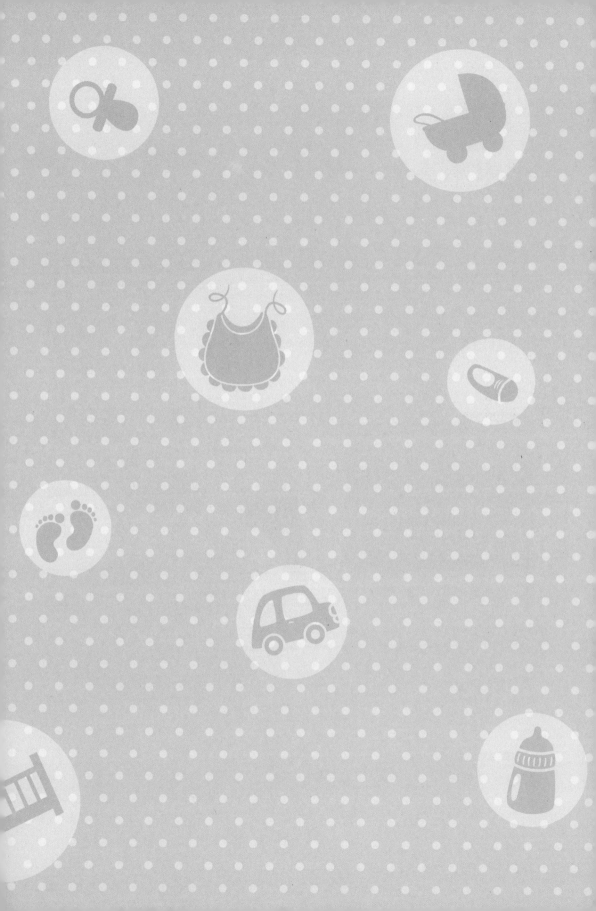

第四章

孩子过敏、出疹子
怎么办

　　各种过敏、疹子种类繁多，有的或许你压根都没听说过，但都有可能发生在孩子身上。大多数过敏和疹子的特点都是起得急、发展快，表现很吓人，如果不熟悉过敏和疹子的发病特点，不能及时发现苗头，等到病势已起，就很难遏制了。

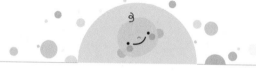

过敏性鼻炎，预防才是关键

在诸多过敏性疾病里面，过敏性鼻炎是最为常见的了。据统计，3 岁以下婴幼儿 20%、6 岁以下儿童 40% 患过敏性鼻炎。过敏性鼻炎不只是打喷嚏、流鼻涕这么简单，它也是诱发哮喘的高危因素，能使哮喘发病的风险增加 3 倍，而且还会引发鼻窦炎、咽炎、扁桃体肥大、腺样体肥大、呼吸睡眠综合征。严重的过敏性鼻炎，还会导致记忆力减退，引起智力发育障碍，影响孩子的生长发育。

3 个因素诱发过敏性鼻炎

过敏性鼻炎主要由 3 个方面的因素引起：遗传、过敏物质、自身肠道发育不完善。

遗传

如果父母有过敏性鼻炎，孩子患过敏性鼻炎的概率就会大大增加。父母有哮喘的，孩子得过敏性鼻炎的概率也会比较大，因为鼻炎往往是哮喘的前期症状。

接触了过敏物质

诱发过敏性鼻炎的常见过敏原，根据其发生的频率排序可分吸入性、食入性、接触性、药物性等。吸入性过敏原是最

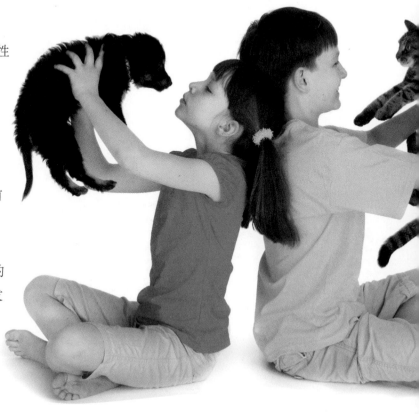

常见的，户内是尘螨、霉菌、宠物和昆虫等，户外则主要是杨树、桦树、橡树、香樟和榛子树等的花粉。此外，车辆废气中的芳香烃颗粒、家庭装修造成的甲醛等，虽然不是过敏原，却是季节性过敏性鼻炎常年发作的强烈诱因。

肠道发育还不完善

孩子消化功能的发育较成人差，肠道的通透性较高，未消化的蛋白质直接被吸收，所以对牛奶、鱼、虾、蛋等食物更易过敏。不过，随着年龄的增长，这类过敏现象会越来越少。

症状表现

小儿过敏性鼻炎主要症状有鼻痒、打喷嚏、流鼻涕、鼻塞、鼻涕倒流、夜间突然咳嗽等。

过敏性鼻炎与感冒的区别

和感冒不同的是，过敏性鼻炎一般是在气候改变、早上起床，或空气中有粉尘时发作，不过这种现象上述症状一般只持续 10 ~ 20 分钟，一天之中可能间歇出现；而感冒时其症状常常持续出现，还常伴有发热，咽痛。

上述症状属于小儿过敏性鼻炎的典型症状，一般多见于学龄期，但学龄前尤其是小孩子的症状往往就很不典型，而且年龄越小其症状就越不典型，所以父母要注意观察。

小孩子患了过敏性鼻炎的症状，除流清水鼻涕、喷嚏连连外，还常会用手指挖鼻孔、揉鼻子、揉眼睛，睡眠也会不安。这是由于患过敏性鼻炎常伴有临近器官眼、耳、咽、鼻窦及下气道等的损害。这时如果进行鼻腔检查，可以发现孩子的鼻黏膜出现肿胀、充血或苍白。

儿童过敏性鼻炎很麻烦

有些家长认为，过敏性鼻炎只不过是早上起床时打几个喷嚏，流点儿鼻涕，无所谓。事实并非如此。

儿童过敏性鼻炎若不及时治疗，其炎症会向其周边器官侵犯，引发鼻窦炎、支气管炎、

小贴士

别把鼻炎当成支气管炎

1 岁左右的孩子，过敏性鼻炎多表现为反复流清水样鼻涕、咳嗽，易被误诊为支气管炎，而用抗感染药物治疗，要引起注意。支气管炎一般会有咳痰、发热等症状，过敏性鼻炎没有。

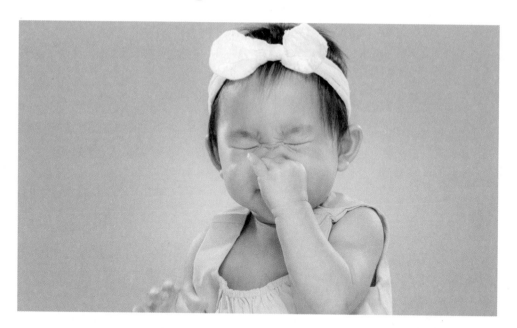

咽炎、中耳炎、眼结膜炎、顽固性头痛、扁桃体肥大、腺样体肥大、呼吸睡眠综合征、支气管哮喘等。长期慢性鼻炎也可引起全身症状，如乏力、食欲不佳、体重不增、生长发育迟缓和器官功能障碍，严重时还会导致记忆力减退，引起智力发育障碍。

因此，儿童过敏性鼻炎一旦发生，需要早诊断、早干预，才能控制疾病的进一步发展。

过敏性鼻炎与哮喘的关系

儿童过敏性哮喘，是过敏性鼻炎最常见的合并症。过敏性鼻炎会使哮喘发病的风险增加 3 倍，还会加重哮喘。一项最新调查数据显示：在患哮喘的儿童中，大约有 90% 的孩子同时伴有过敏性鼻炎。多数患儿先是出现鼻炎，而后发生哮喘；少部分患儿先是有哮喘，然后出现鼻炎；或是二者同时发生。

大部分儿童患的支气管炎、哮喘，甚至睡眠障碍等，都与早期不重视防治过敏性鼻炎有关。所以，对既有哮喘又患有过敏性鼻炎的孩子，不能只治疗哮喘而忽略了过敏性鼻炎，否则哮喘会很快复发。

如何预防过敏性鼻炎

目前过敏性鼻炎是很难治愈的，治疗之后，也需要时刻预防。

1. 首先应了解孩子对什么过敏，然后远离过敏原。

2.避免灰尘及有害气体的长期刺激，积极防治急性呼吸道传染病。

3.锻炼身体，增强抵抗力，减少患感冒的概率。

4.室内保持适宜的温度和湿度，保证空气流通。

5.给孩子多喝水，按时规范用药。

6.不给孩子吃辛辣、烹炸食品及海鲜，少喝饮料；多吃新鲜蔬果，多喝白开水，可增强抵抗力。

7.冷水洗鼻可使血管收缩，增强鼻腔对寒冷的适应能力，有助于缓解鼻塞症状。做法：打一盆冷水，让孩子深憋一口气，同时把头低下来，将鼻子浸入冷水中，大约过2秒钟离开水面，连续3~5次，早上可以多重复几次。

8.避免给孩子食用含有大量异体蛋白而有可能引起过敏的食物，如海鱼、海虾、鸡蛋等，饮食不可过于油腻，少喝含碳酸的饮料。

9.学会为孩子擤鼻涕的正确方法。一般人习惯用手绢或纸巾捏着孩子的双鼻孔擤鼻涕，这样会造成鼻涕倒流进鼻窦，使细菌感染鼻窦，诱发鼻窦炎。正确的方法是：分别堵住一侧鼻孔，一个一个地把鼻涕擤干净。

10.与孩子一起做鼻操。经常给孩子上下按摩鼻子，在一定程度上能促进鼻腔血液循环，有助于鼻部血管收缩，减少局部淤血，有助于缓解鼻炎症状。按压迎香穴（在鼻翼两侧鼻唇沟中）有助于缓解过敏性鼻炎症状。

11.秋冬季节是过敏性鼻炎高发期，尤其要注意预防。

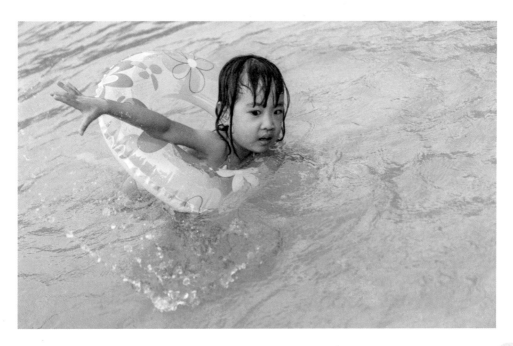

不可随意用药

过敏性鼻炎一般以药物治疗为主，采取"阶梯性"治疗原则，通过阶梯性治疗，逐渐减少药物的剂量，让病情稳定，逐渐脱离药物，这种方法安全且效果明显。但在使用药物时必须严格遵医嘱控制药物剂量，随时观察使用效果。

使用抗生素、滴鼻液、静脉滴注激素等方法，可能短期很有效，但是长期来看不利于控制疾病，还会导致病情反复发作，迁延不愈，逐渐加重。

此外，部分滴鼻液如呋麻滴鼻液、麻黄碱滴鼻液以及一些含有麻黄碱成分的喷鼻药，主要靠收缩血管来缓解症状，长时间使用会导致鼻黏膜萎缩，鼻部生理功能和嗅觉下降。切不可擅自使用。

过敏性鼻炎的治疗比较困难，治疗不当容易反复发作。对于顽固的过敏性鼻炎，可以进行脱敏治疗，尤其是伴有哮喘的孩子。

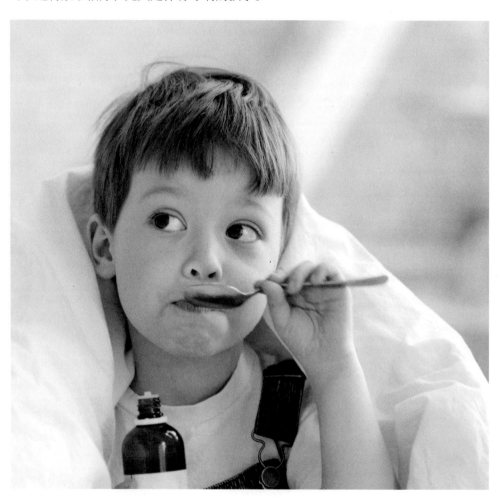

过敏性紫癜，重在调整饮食

过敏性紫癜，很多人都没听说过，也不知道是什么样的。其实它也是一种小儿过敏性疾病，属于毛细血管过敏反应。各种病原菌感染、预防接种、食用某些动物蛋白等都可能引发本病。患过敏性紫癜的往往是较大的孩子，主要集中在学龄期儿童。

症状表现

小儿过敏性紫癜，在发生前 1~3 周常有低热、咽痛、上呼吸道感染及全身不适等症状。发病初期皮肤会出现斑丘疹，多在下肢远端、双侧小腿、踝关节周围，臀部也会有。丘疹通常是分批出现、对称分布、大小不等，少数会长到面部和躯干。

要出疹时，皮肤常有痒感或感觉异常，随后出现小型荨麻疹和红色圆形丘疹，疹子高于皮肤表面，颜色逐渐加深，呈紫红色，用手按压不会褪色。一般 1 ~ 2 周就会消退，少数孩子也可反复出现，迁延数周、数月不退。

过敏性紫癜严重的可发生水疱、血疱、溃疡及局部坏死，还有少数患儿可能出现脐周疼痛、呕吐，甚至便血、肠套叠。

有的患儿可能会出现肾脏损害，肾炎发病轻重不一，多数为轻型，通常可不治自愈，少数则可能会出现肾衰竭、尿毒症。

发现过敏性紫癜怎么办

过敏性紫癜有低热、咽痛、上呼吸道感染等前驱症状，初期有明显的体征，所以还是比较容易发现的，只要及时发现，早期的过敏性紫癜是比较容易治疗的。

若是到了中期、末期可能会转化为过敏性紫癜肾炎，就很严重了，可表现为肾功能不全，甚至尿毒症，可能会危及生命。所以一旦发现症状，切不可拖延。

预防与护理

过敏性紫癜在发病期间身体处于高度敏感状态，原来不过敏的食物，如肉类、奶类、蛋类、蔬菜、豆制品、水果等，以及一些物品，如鲜花、新衣服、新书报、粉尘、化学品等，在此时都可引起过敏反应，从而加重病情。

所以，发病后不但要及时治疗，还要注意调整孩子的饮食，并做好生活管理，以提高身体抵抗力，防止病情加重。具体来说，应做好以下几点：

1. 发病初期饮食应清淡易消化，不吃生、冷、硬、油炸类等不易消化的食物。禁食海鲜类、奶制品、蛋类、豆制品、肉类、葱、蒜、辣椒、饮料、坚果类、各种零食及各种袋装儿童食品。

2. 随着病情的缓解，先少量加一些普通蔬菜，以后逐步加量，增加品种。病情缓解后也可吃些普通的新鲜水果，不要吃反季节水果、稀罕水果和长期储存的水果。一般皮疹消退 2 ~ 4 周后，方可添加少量新鲜的瘦肉，以补充营养。

3. 远离鲜花，因为花粉吸入可加重病情，家中的花草也要搬离，外出时也要避免接触，最好戴上口罩。

4. 发现孩子有腹痛、呕吐、粪便色黑或便血时应禁食禁水，因为饮食可加重病情。待这些症状缓解后，可在医生的指导下吃少量限制性的流质饮食，随病情好转逐步加量及增加品种。

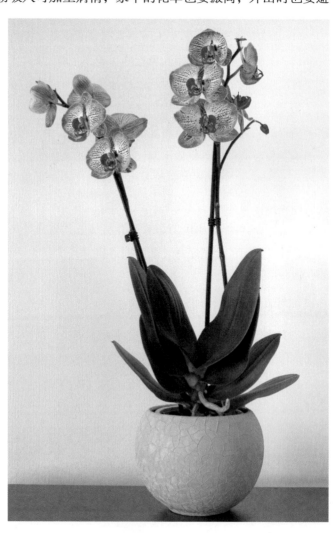

5. 少去公共场所，减少细菌病毒的感染机会，急性期则要卧床休息。

6. 做好皮肤护理。皮疹有痒感，应保持皮肤清洁，防止孩子抓挠，如有破溃要及时处理，防止出血和感染。选择柔软、透气性好、宽松的棉质内衣，并经常换洗，保持衣被清洁、干燥、无碎屑。避免使用碱性肥皂。

过敏性水肿，来去迅速防为主

过敏的表现各种各样，常见的主要是起疹子、发痒、打喷嚏等，还有一种过敏则表现为水肿，这就是过敏性水肿，也是多发于幼儿。

引起小儿过敏性水肿的因素比较多，如食物、肠道寄生虫、药物、寒冷刺激、感染、外伤、情绪波动等，都可诱发过敏性水肿。

症状表现

过敏性水肿多发于面部，特别是唇部，且以上唇多见，表现为肥厚翘突，可波及鼻翼和颧部，反复发作则可形成巨大唇，有的甚至会有乒乓球般大小。

眼睑、耳垂、阴囊、舌、咽等组织疏松部位，以及手足也可发生。若发生于舌、咽等部位，由于肿胀，会影响说话及吞咽活动。

水肿局部光亮如蜡，按之有韧性，边界不清，皮肤颜色正常或微红，有灼热微痒，也可能没有任何不适。若痒，孩子会抓挠或诉说。

过敏性水肿的一大特点是突然发作，迅速消退，也有的会持续数小时，逐渐消退。消退后不留痕迹。如果是慢性水肿，往往在同一部位反复发作，持续更长时间，很难自行恢复到正常状态。

预防与治疗

过敏性水肿，一般无需治疗，预防主要是避免接触过敏原。但有很多患者难以找到过敏原，所以比较难预防。

虽然过敏性水肿发展比较迅速，看起来比较吓人，比如发于眼睑的，肿胀甚至会完全影响视觉，但父母也不用惊慌，有时往往在赶往医院的路上就很快消失了。

如果是症状严重的，可能就需要用抗过敏药物，防止出现并发症，这个需要咨询医生。若是喉头水肿严重，则需及时就医，医生通常会采取气管插管或气管切开手术，以保证呼吸道通畅。

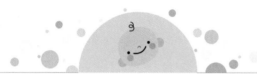

花粉、螨虫过敏，只需远离过敏原

导致过敏的因素，除了饮食，还有许多。有些虽然肉眼看不见，却无处不在。花粉和螨虫就是无处不在的过敏原。孩子2岁以上为花粉和螨虫过敏最易发年龄。

花粉、螨虫为何会过敏

我们的身体一旦有异物进入，便会自动生成一种称为免疫球蛋白的抗体，以抵抗异物在体内扩散。如果异物反复进入，抗体便会随之增加，到了一定的时候，抗体便与异物相结合，变成有害物质，引起身体的不良反应，于是就出现了过敏症状。花粉和螨虫过敏就属于这种，而且是造成哮喘、过敏性皮炎等病症的主要原因。

症状表现

花粉过敏

花粉过敏主要有3种表现：一是鼻痒、打喷嚏、流涕、鼻子堵塞、呼吸不畅等；二是阵发性咳嗽、呼吸困难、有白色泡沫样黏液、突发性哮喘发作并渐重；三是眼睛发痒、眼睑肿胀，并常伴有水样或脓性黏液分泌物出现。

螨虫过敏

螨虫过敏分为叮咬过敏和吸入过敏。被螨虫叮咬后，会出现皮疹，表现为水肿性红斑、丘疹、丘疱疹、风团等，呈红色，疏散分布，皮损的顶端常有虫子叮咬的痕迹。有瘙痒感，尤以夜间为甚，孩子会不停地抓挠。

螨虫吸入过敏与花粉过敏症状相似。

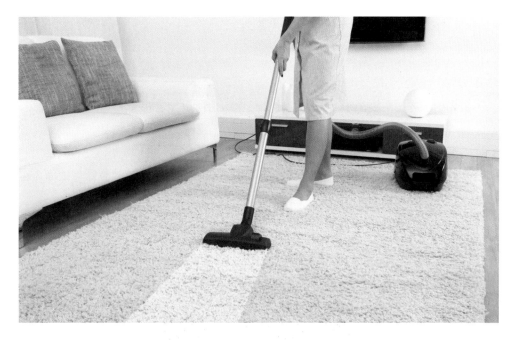

怎样避免花粉过敏

花粉是无处不在的，尤其是春夏季节，窗帘、沙发、靠垫、地毯、毛绒玩具上面都有花粉停留，想要彻底消除不可能，我们能做的就是尽量避免接触和吸入。

1.使用吸尘器。用扫帚扫地，花粉和灰尘会再度扬起，造成二次污染，最好的方法是使用吸尘器来吸掉它们。

2.正确晒被子。晒被子时应避免空气中混有大量花粉的日子，同时棉被上应罩上一层布，收进来时要先清除上面的灰尘。可以用滚轴型吸尘器吸。

3.外出戴口罩。容易花粉过敏的孩子，出门要戴口罩，选择儿童专用纯棉质口罩，比较透气舒适。每半小时要揭开口罩透透气。还可以戴上护目眼镜，以防花粉对眼角膜产生刺激。回家后及时换衣服，洗手洗脸，减少花粉接触皮肤的机会。

小贴士

如果孩子容易过敏，要先查明是什么过敏，有针对性地预防效果更好。

4.对花粉过敏特别严重的孩子，最好在过敏季节减少户外活动，尽可能在花粉指数低的时候外出，比如清晨和雨后。

5.室内不要养花，白天需关上窗户防止花粉进入室内，可使用空气净化器。

6.过敏特别严重的，在过敏季节到来之前，可以在医生指导下服用抗过敏药物。

4 招避免螨虫过敏

1.室内经常通风。螨虫喜欢潮湿、高温、有棉麻织物和有灰土的环境，所以，干燥、勤通风就是消灭它们最好的方法。

2.勤晒衣物。螨虫特别喜欢在棉麻织物上滋生，所以一定要经常给衣物清洁除尘，每2周用约50℃的热水清洗一次床上用品。也可以对床铺、沙发、被芯等使用高效无毒杀螨剂除螨。

3.尽量简化卧室的布置以方便除尘。室内最好不要铺地毯，不要在家中摆放挂毯及其他容易堆积灰尘的东西。

4.勤洗澡。螨虫主要寄生在人体上，所以要给孩子勤洗澡、勤换内衣，尽量减少身体上寄生的螨虫的数量。

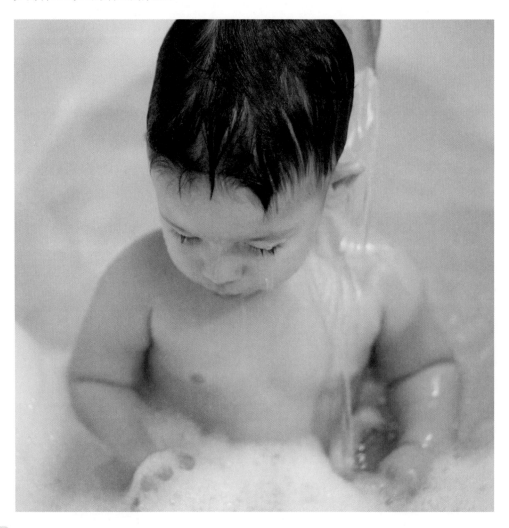

带状疱疹，小心并发结膜炎

带状疱疹是由水痘－带状疱疹病毒引起的，在儿童中一般以水痘的形式存在。初次感染该病毒后即引起水痘，6个月以上的婴幼儿及学龄前儿童对此无免疫力，比较容易感染。但感染后即可获得免疫力，一般终生不会复发。带状疱疹一年四季均可发病，冬春两季更易发病。

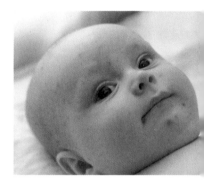

带状疱疹比较顽固，而且可能会诱发角膜炎、角膜溃疡、结膜炎等疾病，所以需要积极预防。

症状表现

孩子感染了水痘病毒后，会有一个潜伏期，早期没有明显症状，之后会出疹子。各阶段症状如下：

潜伏期：潜伏期为12~21天，平均14天。

早期：婴幼儿常无早期症状，大一点的孩子可有发热头痛、全身不适、食欲下降及上呼吸道症状，1~2天后才出疹。偶可出现前驱疹（先出疹子后出现上述症状）。

出疹期：发热的同时或1~2天后出疹，先出现在躯干、头部，后延至全身。发际、胸背较多，四肢、面部较少，鼻、咽、口腔、外阴等部位也可发疹。疹子呈椭圆形，直径3~5毫米，周围有红晕，易破。皮疹发展迅速。

开始为红斑疹，数小时内变为丘疹，再形成疱疹，此时会感觉皮肤瘙痒，然后干结成痂，此过程仅需几个小时。如无感染，1~2周后痂皮脱落，不留瘢痕。

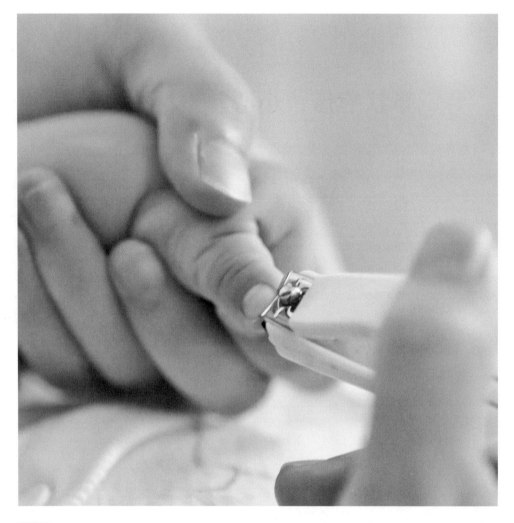

预防与护理

1.预防感染。感染是诱发本病的原因之一。春秋季节，寒暖交替，要适时给孩子增减衣服，避免受寒引起上呼吸道感染。如有口腔、鼻腔炎症应及时治疗。

2.发热时应卧床休息，体温较高时需要及时退热，要勤换衣被，保持皮肤清洁。

3.给予易消化的饮食及充足的水分，多让孩子吃豆制品、鱼、蛋、瘦肉等富含蛋白质的食物及新鲜的瓜果蔬菜。

4.由于皮疹可发生瘙痒，应注意为孩子修剪指甲，防止抓破水疱而引起继发性化脓性细菌感染。

5.此病易传染，故应将孩子及时隔离。对接触水痘疱疹液的衣服、被褥、毛巾、玩具、餐具等，应采取洗、晒、烫、煮等方式进行消毒。

荨麻疹，起得快退得快，是过敏引起

荨麻疹属于过敏性皮肤病，在接触过敏原后，会在身体某些部位冒出一块块形状、大小不一的红色斑块，产生斑块的部位会发痒。

引起荨麻疹的原因很多，细菌、病毒、寄生虫、花粉、灰尘、化学物质等，都可能是过敏原。刚出生的孩子很容易患上荨麻疹。

症状表现

荨麻疹的主要症状是：皮肤表面出现若干个或大或小的红斑块，斑块手感较硬，且非常痒。如果轻轻刮擦患处皮肤，毛细血管会破裂渗血，在皮肤表面留下一道凸起的红色划痕。

荨麻疹的一大特点是病情来去迅速，急性荨麻疹从出现皮肤破损到症状减退只有大约30分钟，且不会在皮肤上留有任何痕迹。但是，在接下来的时间内，这些斑块会反复不断地出现，一天内可能出现好几次。

慢性荨麻疹比急性要多，疹块周而复始出现，治愈后还会再起，可持续数月，乃至1年。期间病势或急或缓，清晨和晚上比较严重，没有严重的全身症状。

小贴士

荨麻疹，民间一般称之为"风团"，但与风疹是不同的。风疹是病毒引起的急性呼吸道传染病，传染性很强（荨麻疹不会传染），会通过空气飞沫传播。风疹多见于冬季，大风降温之后，就开始感觉有发热、咳嗽等上呼吸道感染的症状，后来发展为全身皮疹，瘙痒难忍。

预防与治疗

荨麻疹属于过敏性疾病，所以预防的关键是避免接触过敏原。如牛奶、海鲜、干果、鸡蛋等，都可能是潜在的致敏原，某些抗生素类药以及一些疫苗和血清类药物都有致敏可能性。此外，花粉、飞絮、动物的皮屑、护肤品、强烈的日光等，也是不可忽视的过敏因素。这些都要注意避免。

婴幼儿胃肠道功能不健全，也是造成此症发作的原因之一，所以添加辅食时要注意剔除相关致敏食物。

过敏体质的遗传概率比较高，特别是父母如果都有过敏性疾病，孩子有3/4的机会会遗传过敏体质。所以父母为过敏体质的，更要留心孩子的饮食。

身体任何部位都可能发生荨麻疹，如病情蔓延到肠道，可能出现恶心、呕吐、腹泻等消化道反应；若牵涉至咽喉，使喉咙肿大，出现呼吸困难，甚至会缺氧而危及生命；如影响到肺部，还会出现胸闷气短、喘息不止、呼吸困难等现象。一旦出现呼吸困难、上吐下泻等症状，就是全身性急性发作，应当马上就医。

家庭护理

对于症状较轻的孩子，不必治疗，做好以下护理就行了。

1. 找出导致孩子出现荨麻疹产生的过敏原，远离它。

2. 皮肤要保持清洁、干燥，预防继发感染。

3. 孩子的指甲要剪短，对于较大的孩子应尽量提醒他不要用手去抓痒，以防弄破皮肤，感染外界细菌。

4. 皮肤痒时可以涂一些止痒药物，如炉甘石洗剂，可以减轻瘙痒。

5. 室内要通风透气，保持清洁卫生。不要种植可以产生花粉或飞絮的植物。此外，一些杀虫剂或空气清新剂也可能是诱发此症的因素，最好别用。

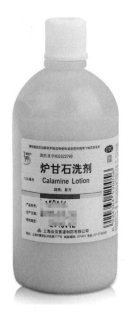

●炉甘石洗剂用于急性瘙痒性皮肤病，如荨麻疹和痱子。

●用时要先摇匀，然后取适量涂于患处，每天2~3次。避免接触眼睛和其他黏膜（如口、鼻等）。皮肤有渗出液时勿用。如果用药后有烧灼感、红肿等应停药、洗净，并向医师咨询。

湿疹，该用激素时别犹豫

湿疹是一种过敏性皮肤病，大人孩子都会得，但更多的是发生在孩子身上。湿疹的一大特点就是反复发作，很难一次就治愈。

1~3 个月的婴儿最容易出现湿疹，6 个月以后会逐渐减轻，1 岁以后大多数患儿会逐渐自愈而不再发。

怎么判定是湿疹

婴幼儿湿疹多长在头面部、颈背和四肢。刚开始为米粒样大小的红色丘疹或斑疹，散在或密集在一起，一般常由面部开始，以后逐渐增多，并伴有小水疱。水疱破溃后有黄白色浆液渗出，局部皮肤出现潮红，干燥后则结成黄色痂盖。

湿疹如果是长在头皮上，很容易会形成糜烂流水，结成黄色厚痂，将头发粘集成束；长在面部的，多为淡红色斑，上面覆盖着细薄鳞屑或痂皮。

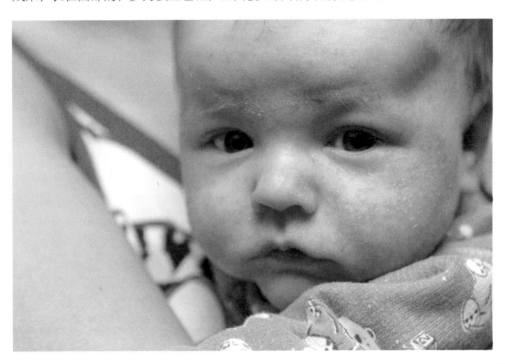

由于湿疹很痒，所以孩子经常会烦躁不安，不断搓擦搔抓，容易出血，继而造成细菌感染，导致脓疱或脓痂。所以一开始发现湿疹症状就要注意控制，否则会很快蔓延，密集出现，如果被抓破，则既痒又痛，十分影响孩子的睡眠和饮食。

肤乐霜加激素软膏最有效

治疗婴儿湿疹最主要的方法是消疹、止痒。消疹可以缓解皮肤的损坏，避免皮肤感染；止痒可以解除孩子的痛苦，避免皮肤抓伤，也可预防感染。

肤乐霜加激素软膏（如地塞米松），对治疗婴幼儿湿疹很有效果。先给孩子清洗患处，湿疹严重的，需要请医生开清热解毒的药液来清洗，然后把激素软膏和肤乐霜挤出来混合均匀，涂抹在患处，每天2次。严重的时候，可以按照1:1比例调配，然后激素软膏的比例逐渐减少，在同一个位置使用激素不得超过1周。

最好让医生现场调配一次药物给孩子抹上，这样能感知涂抹的厚度，避免用量太少影响治疗效果。

湿疹患处不能过于干燥，所以涂药之外还要注意涂抹润肤膏，比如二甲硅油软膏，以保持湿润。

用激素治疗是否安全

对付湿疹，最有效且快速的方法就是使用激素软膏，但这恰恰是很多父母比较担心的，因为激素对孩子健康不利。其实，孩子湿疹继发感染的危害程度，远比激素的副作用要大得多。所以当孩子湿疹比较严重的时候，首先应该考虑的是迅速控制病情，激素软膏还是要用的。

据英国国家湿疹协会公布的资料，虽然使用类固醇药物（激素）要谨慎，但其已经被用于治疗湿疹40年，是控制湿疹爆发的安全有效方法。

使用激素最重要的一点，是要把握每次使用的量和使用的时间。妈妈们在使用激素前要详细咨询医生，激素的比例是否需要逐渐减少，每天涂抹次数，连续使用激素不能超过几天等。

如何预防孩子湿疹

湿疹属于过敏性皮肤病，其诱因主要还是食物过敏，因为小婴儿肠道功能还不完善，所以很多食物都会引起过敏，特别是含蛋白质的食物，如牛奶、鸡蛋、鱼、肉、虾等，常可以引起婴幼儿皮肤过敏而发生湿疹。母乳喂养的孩子，妈妈要避免食用这些食物，添加辅食的时候也要避免。如果是人工喂养，一开始就要尽量选择低过敏配方奶粉。

另外，灰尘、羽毛、蚕丝以及动物的皮屑、植物的花粉等，也能使某些婴幼儿发生湿疹。其他一些因素，如孩子穿得太厚、吃得过饱、室内温度太高等也都可使湿疹加重。这些因素都要注意避免。

得了湿疹的孩子，居室要注意通风换气，保持室内空气新鲜；衣被尽量用透气性好、柔软、纯棉质的布料；洗澡用清水即可，不要用沐浴、护肤用品。

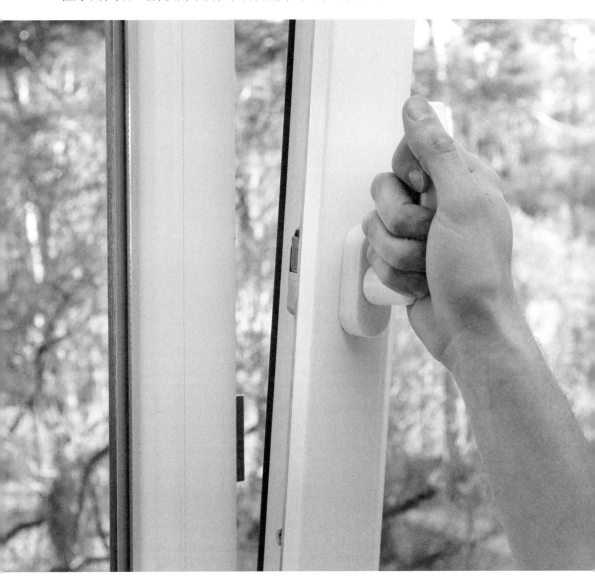

第五章
让孩子安然度过
传染病高发期

孩子抵抗力弱，最容易成为传染病侵袭的对象，玩具、手指、各种能够接触的物品，都可能成为细菌或病毒的来源，尤其是在传染病高发的季节，更容易染病。

传染病虽然来势汹汹，但父母们也不必惊慌，只要做好预防与护理，就能帮孩子安然度过。

风疹，跟风无关，是病毒所致

风疹听起来好像是与吹了风有关，但实际上还是病毒所致。风疹是由风疹病毒（RV）引起的急性出疹性传染疾病，6个月以内的婴儿因为有来自母体的抗体而获得抵抗力，很少发病，本病多见于 1 ~ 5 岁儿童，一次得病，可终生免疫，很少再患。

症状表现

风疹的发病分为三个阶段：潜伏期、前驱期和出疹期。

潜伏期：此期间没有不适，时间长短不一，一般为 2~3 周。

前驱期：症状轻微或无明显前驱期症状。可有低热或中度发热，伴头痛、食欲减退、乏力、咳嗽、喷嚏、流涕、咽痛和结膜充血等轻微上呼吸道炎症；偶有呕吐、腹泻、流鼻血、牙龈肿胀等。部分患儿在咽部和软腭可见玫瑰色或出血性斑疹。以上症状多出现在出疹前 1~2 天。

出疹期：发热 1~2 天后开始出疹，皮疹最先出现于面颈部，24 小时内布满躯干及四肢，但手掌和足底无皮疹。皮疹为淡红色细点状斑疹、斑丘疹或丘疹，直径 2~3 毫米，疹间皮肤正常。面部、四肢远端皮疹较稀疏，躯干、背部密集成片，类似猩红热皮疹。（见本书第 104 页）

皮疹一般持续 1~4 天消退，出疹期会有低热、轻度上呼吸道炎症，同时全身浅表淋巴结肿大，耳后、枕后和颈后淋巴结肿大最明显，肿大处有轻度压痛，检查可见脾脏轻度肿大。疹退时体温恢复正常，皮疹消退后一般不留色素沉着，也不脱屑。脾脏及肿大的淋巴结消退需 3~4 周。

有时只有发热、上呼吸道炎症、淋巴结肿大而无皮疹。也有的只是感染风疹病毒而无任何症状和体征，即所谓隐性染病或亚临床型病人。

预防与护理

目前最有效的预防措施，是接种风疹减毒活疫苗，接种疫苗后10~28天产生抗体，并可获得持久性的免疫作用，一般可维持10 ~ 30年。幼儿期接种后在成年之前再进行一次加强免疫，可获长久免疫力。

风疹患儿一般症状轻微，不需要特殊治疗。症状较显著者，应卧床休息，避免直接吹风，防止受凉加重病情。

应隔离至出疹后5天，在此期间，不能去托儿所、幼儿园、学校，尽量少去公共场所。

发热期间，多饮水，饮食宜清淡和容易消化，不吃煎炸与油腻食物。

如有高热、头痛、咳嗽、结膜炎症状，可予对症处理。

给孩子剪短指甲，防止搔破皮肤，引起感染。

如出现脑炎高热、嗜睡、昏迷、惊厥等并发症，应立即就医治疗。

麻疹会"潜伏"，要小心并发症

麻疹因为其危害比较大，在各种疹子里面属于比较"知名"的，是儿童时期发病率较高且又易传染的一种急性传染病。麻疹多发于冬末春初，由小儿麻疹病毒引起。小儿麻疹的危险性主要在于其并发症，而且发生并发症的概率很高，如果救治不及时，后果会很严重。

症状表现

麻疹的症状特征是上呼吸道炎症，口腔黏膜上出现小儿麻疹黏膜斑，发热，还有一个典型症状就是出疹。

麻疹可分为潜伏期、前驱期、出疹期、恢复期4个阶段。

潜伏期：潜伏期一般为10~14天，也有的短至1周左右，在潜伏期内身体可有轻度发热。

前驱期：也称发疹前期，一般为 3~4 天。症状表现类似上呼吸道感染，包括中度发热、咳嗽、流涕、流泪、咽部充血，以及结膜发炎、眼睑水肿、眼泪增多、畏光、下眼睑边缘有明显充血线等。此时孩子食欲减退、精神不振。

出疹期：发热后 3~4 天开始出现皮疹，体温可突然升至 40℃以上，皮疹开始为稀疏不规则的红色斑丘疹，从耳后、颈部、沿着发际边缘开始长，24 小时内向下发展，遍及面部、躯干及上肢，第 3 天皮疹可长至下肢及足部，严重的会出现皮疹连成一片，出现水肿，面部水肿变形。

皮疹一般会压之褪色，但也有出现瘀点的。可伴有全身淋巴结肿大和脾肿大，并持续几周，口腔两侧颊黏膜出现小白点，期间可出现腹痛、腹泻和呕吐等。

恢复期：出疹 3~4 天后皮疹开始消退，消退顺序与出疹时相同；若无合并症发生，食欲、精神等其他症状也随之好转。疹退后，皮肤留有糠麸状脱屑及棕色色素沉着，7~10 天即可痊愈。

出了麻疹怎么办

孩子冬末春初如发生发热等症状，就要注意观察，不可轻易当做感冒治疗。如果确定患了麻疹，要做好以下护理。

1. 如无并发症，应在家中隔离 5 天，有并发症者需延长至 10 天，居室要常开窗通风。麻疹病毒离开人体就会丧失致病力，因此家长接触病儿后，只需在户外逗留 20 分钟，即可不传染他人。孩子的衣服、被褥、玩具等在室外晒 1 ~ 2 小时就可达到消毒的目的。

2. 卧床休息，居室要安静，经常开窗通风，但要避免让风直接吹到身上，发热期间要注意调整衣服和被褥。

3. 发热期间给予清淡易消化的流质饮食，如牛奶、豆浆、蒸蛋等，常更换食物品种并少量多餐，以增加食欲和利于消化，多喝水或热汤，有利于身体内毒素的排出和退热，并可以促进血液循环，让皮疹发透。

4. 疹子消退后及时添加富含高蛋白、高维生素的食物，一般不需忌口，但要避免生冷油腻的食物。

5. 做好清洁。麻疹病毒会使眼结膜、口腔、鼻腔黏膜产生分泌物，这些分泌物中也含有大量病毒，会刺激皮肤黏膜，造成局部抵抗力下降，会给病毒继续入侵和病菌繁殖创造条件。所以，一定要做好相关部位的清洁卫生。

6.发热如果不超过 39℃，不必采用退热措施， 39℃以上时需采取退热措施，可咨询医生，不要随意吃药，也不要冷敷及擦酒精，可用温水擦澡，以免发生高热惊厥。

7.如果能在潜伏期发现并尽快治疗，可减少孩子的不适并加快痊愈。

> 麻疹的并发症多而且比较严重，常见的有肺炎、喉炎、心肌炎及脑炎等，因此要注意观察病情，及早发现并发症。
>
> 肺炎表现为咳嗽加重、气喘、呼吸困难、面色发绀；喉炎表现声音嘶哑、吸气性呼吸困难；心肌炎表现为面色苍白、心慌气短、乏力多汗；脑炎表现为嗜睡或烦躁、头痛、剧烈呕吐甚至惊厥昏迷。如果发现上述表现，应立即请医生诊治，防止发生严重后果。

预防工作很重要

目前预防麻疹最有效的方法是接种麻疹疫苗，但也不能完全保证不被传染，所以麻疹流行期间，一定要做好防护工作。

小儿麻疹是病毒经呼吸道传染，麻疹病毒存在于病人的眼、口、鼻、咽及支气管的分泌物中，当患儿打喷嚏、说话或哭叫时，病毒可随着唾液飞沫喷射出来，飘浮在空气中，被易感者吸进呼吸道，就会被传染上。同一家庭或同一幼儿园的孩子接触频繁，最容易受到传染而患病。电影院、公共汽车、娱乐场所也易发生传染。所以发病季节一定要做好孩子的个人卫生，如发现孩子中有发病的，要及时隔离。

如果接触了患儿刚刚用过的手巾、玩具等，也有传染上小儿麻疹的可能，所以在照顾患儿后，要注意消毒。

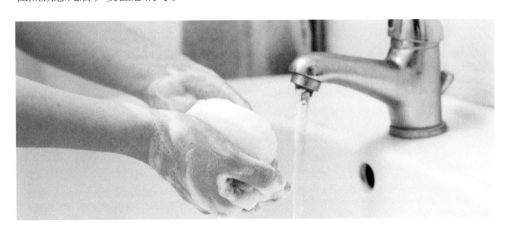

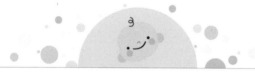

手足口病别着急，多数可自愈

手足口病是由病毒引起的一种传染病，以口腔、手足部位疱疹为特点。小儿手足口病，多发生于 5 岁以下的儿童，以 1 ~ 2 岁的婴幼儿为主。每年的春季是手足口病集中爆发的时段。

小儿手足口病具有较强的传染性，如果孩子已经上了幼儿园，被传染的可能性就会更大，做好预防措施是非常重要的。

症状表现

手足口病的潜伏期为 3~5 天，期间有低热、全身不适、腹痛等前驱症状。1~2

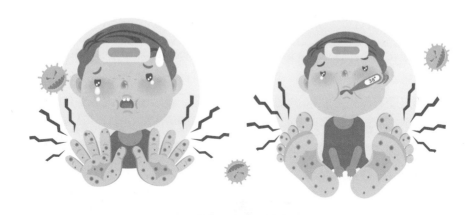

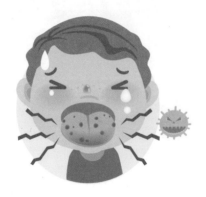

天内口腔、咽、软腭、颊黏膜、舌、齿龈出现疼痛性水疱，从粟粒至绿豆大小不等，周围有红晕，破溃后由于疼痛，会经常流口水并拒食。

同时手足部位会出现皮疹，在手足的背侧面和手指（趾）背侧缘、指（趾）甲周围、掌跖部，会出现数目不定的水疱，有时臀部及肛门附近也会有，少数可见于躯干及四肢，5～10天后消退，皮疹无瘙痒，也不痛。

个别孩子可出现全身性丘疹、水疱，伴发无菌性脑膜炎、脑炎、心肌炎等。一般经过良好的治疗和护理，多数可自愈。

如何预防

1. 帮孩子养成良好的卫生习惯，做到饭前、便后洗手。因为手足口病菌主要通过口腔进入肠道，孩子喜欢舔手，很容易发生病菌传染。

2. 对餐具、生活用品、玩具等应定期消毒，预防病从口入。家里可以备抗菌消毒的空气净化剂，因为手足口病主要通过空气、飞沫接触传染，抗菌喷剂可将存在于空气中的病毒杀灭，达到预防手足口病的作用。

3. 在疾病高发期尽量避免让孩子到拥挤的公共场所，以防孩子与已经患病的孩子接触而传染。

4. 在疾病高发期，应加强孩子的营养，保证孩子有充足的休息，增强抵抗力。

5. 吃母乳的孩子也会得小儿手足口病，因此哺乳妈妈喂奶前要洗手，并清洗乳房。奶瓶、奶嘴使用前后也应充分清洗。

护理与治疗

小儿手足口病如无并发症，多在1周内痊愈。期间可采取如下护理方法：

1. 首先隔离患儿，接触者应注意消毒隔离，避免交叉感染。

2. 口腔内疱疹及溃疡严重的，需用康复新液含漱或涂患处，也可将思密达调成糊状，于饭后用棉签蘸取敷在溃疡面上。

3. 衣服、被褥要清洁，衣着要舒适、柔软，经常更换。

4. 剪短孩子的指甲，必要时包裹孩子双手，防止抓破皮疹。

5. 手足部皮疹初期可涂炉甘石洗剂，待有疱疹形成或疱疹破溃时可涂0.5%的碘伏。

6. 臀部有皮疹的孩子，注意及时清理大小便，保持臀部清洁干燥。

7. 症状严重的，需及时就医治疗。

流行性腮腺炎，严防并发症

流行性腮腺炎，就是俗称的"痄腮"，是学龄前及学龄期儿童常见的传染病。流行性腮腺炎由腮腺炎病毒引起的。病人是传染源，飞沫的吸入是主要传播途径，被传染后2~3周发病。

一旦孩子患上流行性腮腺炎，应高度重视，积极治疗。因为腮腺炎对身体的严重危害并不只是腮腺本身，而是它的并发症，除了疼痛难忍，少数患者的胰腺、脑膜、脑、肝和心都会受到不同程度的损害。

症状表现

流行性腮腺炎潜伏期8~30天，多数在半个月左右，期间大多无症状，最先出现的症状是耳下部肿大，少数孩子可出现肌肉酸痛、食欲不振、倦怠、头痛、低热、结膜炎、咽炎等症状。

流行性腮腺炎起病大多较急，有发热、寒意、头痛、咽痛、食欲不佳、恶心、呕吐、全身疼痛等症状，数小时至1~2天后，腮腺即显著肿大。发热在38~40℃不等，症状轻重也不一。一般一侧先肿胀，但也有两侧同时肿胀者；一般以耳垂为中心，向前、后、下发展，状如梨形而具坚韧感，边缘不清。

当腺体肿大明显时，会出现胀痛及感觉过敏，张口咀嚼及进酸味饮食时疼痛更

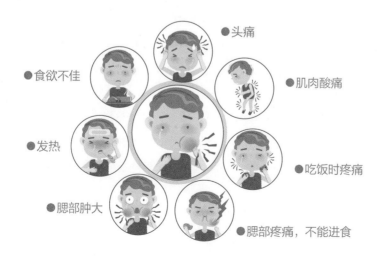

● 头痛

● 食欲不佳

● 肌肉酸痛

● 发热

● 吃饭时疼痛

● 腮部肿大

● 腮部疼痛，不能进食

剧烈。局部皮肤紧张发亮，表面灼热，有轻触痛，但多不红。腮腺肿胀大多于 1~3 天到达高峰，持续 4~5 天逐渐消退而恢复正常。整个病程 10~14 天。

以上为流行性腮腺炎的典型症状，还有些不典型病例可无腮腺肿胀，仅仅以单纯睾丸炎或脑膜脑炎的症状出现，也有腮腺肿胀不明显，仅有颌下腺或舌下腺肿胀者。

接种疫苗是最好的预防措施

1. 接种疫苗。接种疫苗是预防流行性腮腺炎最有效的方法，儿童应按时完成预防接种，1 岁 6 个月接种一针，6 岁接种一针。15 岁以下儿童均可接种。

2. 在呼吸道疾病流行期间，尽量避免到人员拥挤的公共场所；出门时，应戴口罩，尤其在公交车上。

3. 一旦怀疑孩子患流行性腮腺炎，有发热或出现上呼吸道症状时，应及时到医院就诊，有利于早期诊治。

4. 养成良好的个人卫生习惯，做到"四勤一多"：勤洗手、勤通风、勤晒衣被、勤锻炼身体、多喝水。

护理做好 5 个方面

1. 隔离传染源。孩子患病期间至腮腺消肿之前，不得去幼儿园或是学校，以免传染给其他儿童。需要卧床休息，直至腮腺肿胀完全消退。居室要定时通风换气，保持空气流通。

2. 帮助减轻疼痛。在腮肿早期，可用毛巾局部冷敷，使局部血管收缩，减轻充血程度，达到减轻疼痛的目的。如果男孩的睾丸疼痛，可以用绷带把阴囊托起，以减轻疼痛。

3. 降低体温。定时给孩子测量体温，必要时采取降温措施。鼓励孩子多喝水以利出汗散热。

4. 合理安排饮食。因为张嘴和咀嚼食物会使疼痛加剧，所以应以流质、软食为宜，避免酸味食物，注意多喝水。

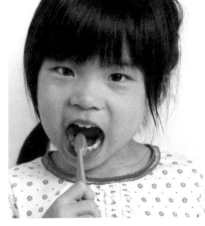

5. 保持孩子口腔卫生。饭后及睡觉前后用淡盐水漱口或刷牙，清除口腔及牙齿上的食物残渣，防止继发细菌感染。

水痘，可不是出得越多越好

水痘是由疱疹病毒中的一种引起的，水痘病毒是通过飞沫（例如打喷嚏）以及与受感染病人近距离接触进行传播，传染性很强。

疱疹病毒有很多不同的种类，不过，它们都有一个共同点，那就是在初次感染后，这类病毒会潜伏在身体里，可能会过很长时间后再次被激活。再次激活的水痘病毒引起的疾病叫做带状疱疹，当人体免疫力下降时，这种疾病就有可能会发作。

症状表现

多数孩子都会在小时候感染上水痘，孩子感染水痘通常症状较轻；但如果青少年和成人感染水痘，病情就会严重得多。水痘的潜伏期为 14～21 天。从孩子出痘（疹）前 2 天到所有的水痘出完、干硬结痂，可能会持续至少 10 天，这期间病人是具有传染性的。

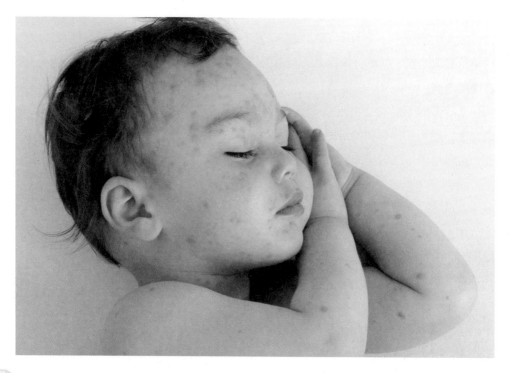

水痘主要分布在面部、胸部、背部，四肢较少。一开始表现为小斑疹，很小的一片红点，之后迅速发展为斑丘疹、丘疹，再发展到水疱疹。早期的水痘疹子看起来晶莹剔透，里面都是水，后转为白色浆液，但是发展很快，呈向心分布。

孩子患水痘时，全身症状相对较轻微，病情较重的，病程可迁延数周。但绝大多数都预后良好。

水痘只要未继发严重细菌感染，通常预后良好，愈后局部也不会留下瘢痕。但是，如果孩子免疫功能低下，继发严重细菌感染，后果会相当严重，所以父母在照料过程中一定要仔细观察，病情有变就要及时送医治疗。

小贴士

水痘不是出得越多越好

水痘疱疹要发出来才好，但切不可认为水痘出得越多越好，如果一味地给孩子吃促进发疹的药，会导致全身水痘密集，使病情加重。孩子会感到奇痒难忍、烦躁不安，甚至用手去抓，轻者会留下瘢痕，严重的可能造成感染，甚至引起败血症。

日常护理

1.及时隔离。水痘传染期为出疹前2~5天，出疹后的5~6天，所以孩子患了水痘后，应在家隔离直至全部结痂。

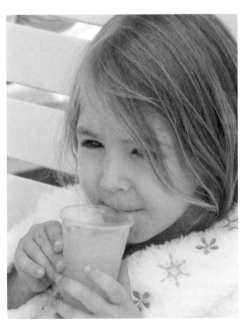

2.发热时要休息，吃富有营养易消化的饮食，多喝开水和鲜果汁。避免孩子用手抓破疱疹，把孩子的指甲剪短，保持手的清洁。也可给孩子戴上手套。

3.患病孩子的被褥要勤晒，衣服要宽大，避免过热而更痒。

4.个别孩子患水痘时可合并发生肺炎、脑炎。如发现孩子高热不退、咳喘，或呕吐、头痛、烦躁不安或嗜睡，应及时找医生诊治。

5.接种水痘疫苗是预防和控制水痘的有效手段，一般接种疫苗后15天产生抗体，30天时抗体水平达到高峰，免疫力持久。

猩红热，一次感染终生免疫

猩红热是由 A 属（乙型溶血性）链球菌感染引起的急性呼吸道传染病。一年四季都有发生，尤其是冬春之季发病最多，主要通过患者的口、鼻分泌物传播的。

5～15 岁的孩子，是猩红热的主要发病人群，猩红热最重要的症状就是皮疹。如果孩子出现突然发热、咽峡炎、全身弥漫性鲜红色皮疹，扁桃体上可见点状或片状分泌物的症状，就应该引起警惕。

症状表现

1.猩红热的潜伏期为 2～12 天，多数为 2～5 天。起病一般比较急骤，主要表现为发热、咽峡炎和皮疹。

2.猩红热的发热多为持续性的，可高可低，伴有头痛、食欲缺乏和全身不适等。热度的高低与持续时间与皮疹的轻重和变化一致，一般发热持续 1 周。

3.皮肤呈猩红色，皮疹一般始于耳后、颈底及上胸部，数小时内延及胸、背、上肢，24 小时左右到达下肢，但脚不出现皮疹。皮疹表现为，在全身皮肤充血发红的基础上散布着帽针头大小，密集而均匀的点状充血性红疹，压之褪色，松开后红色小点即出现，随之融合成一片红色，绝大多数患者皮疹呈全身分布。

皮肤皱褶处，如腋窝、肘窝、腹股沟处皮疹密集；颈部、躯干、皮肤皱褶处及两大腿内侧皮疹最显著，四肢远端稀少。

4.疹退后 1 周内开始脱皮，脱皮部位的先后顺序与出疹的顺序一致，脱皮持续 2～4 周，严重者可有暂时性脱发。少数会出现心、肾、关节的损害。

预防与治疗

猩红热目前还没有免疫制剂，预防主要是控制感染的散播，当发现孩子患猩红热后要隔离 6～7 天。猩红热流行期间，应避免让孩子到公共场所，居室应注意通风。

猩红热的治疗，现在一般使用青霉素，10 天左右即可痊愈。对青霉素过敏者可用红霉素，严重时也可静脉给药，疗程 7～10 天。

高热时可用较小剂量的退热剂，或用物理降温等方法。较大的孩子咽痛可用生理盐水漱口。注意卧床休息，多喝白开水。

只要及时治疗，护理得当，一般不会有其他并发症和后遗症。

日常护理

1.急性期卧床休息2~3周以减少并发症。高热时给予适当物理降温，但忌用冷水或酒精擦浴。

2.急性期应进食营养丰富的含大量维生素的流质软食，多喝水以利散热及排泄毒素。

3.注意口腔卫生。可用淡盐水漱口。居室应注意阳光充足和空气新鲜，保持安静。

4.观察皮疹及脱皮情况，保持皮肤清洁，可用温水清洗皮肤（不可用肥皂水），给孩子剪短指甲，避免抓破皮肤。脱皮时勿用手撕扯，可用消毒剪刀修剪，以防感染。

5.预防并发症。注意有无眼睑水肿、尿量减少及血尿、关节疼痛等症状，如有，应及时就诊。

传染性结膜炎，控制传染是关键

传染性结膜炎，就是俗称的红眼病，是一种急性传染性眼炎。传染性结膜炎春夏季节多见，主要是通过接触传染，如接触患者用过的毛巾、手帕、脸盆、书、玩具或门把手、钱币等，就会受到传染。

症状表现

传染性结膜炎的传染性极强，会在接触传染源几小时后或 1~2 天内发病。早期症状是双眼瘙痒不适，有异物感、烧灼感，接着会出现眼睛红、肿、痛、分泌物多、怕光流泪、不敢睁眼，可伴有发热、头痛等，一般不影响视力。

传染性结膜炎一般会在数日内痊愈，当眼部分泌物及充血消失后，表示已经康复。

如果是由病毒感染引起的传染性结膜炎，症状更明显，表现为结膜大出血、耳前淋巴结肿大并有压痛，还会侵犯角膜而发生眼痛，视力稍有模糊，病情恢复较慢。婴幼儿患此病常会出现并发症，可引起中耳炎、鼻窦炎、咽后壁脓肿、喉炎、支气管炎、支气管肺炎等。

预防与治疗

传染性急性结膜炎虽然不会造成明显视力障碍，但它的传染性极强，往往造成广泛流行，所以预防工作非常重要。父母在疾病高发季节一定要采取有效的预防办法：

1. 督促孩子勤洗手，注意不要用手揉眼睛。

2. 在疾病流行期尽量不要带孩子到人员密集的公共场所，如游泳池、公共浴室、游乐场等。

小贴士

在刚出生的婴儿中经常有眼睛黏滞现象，有时也伴随有红眼，但这不是红眼病。新生儿会整夜分泌黄色黏稠的脓液，甚至可能导致第二天眼睑粘在一起。这时，可以用脱脂棉蘸温水小心地擦拭。

擦拭的时候，应从内侧眼角向外侧擦。出现眼睛黏滞的新生儿，一般不需要使用抗生素滴眼液，除非眼白也发红或者有炎症。

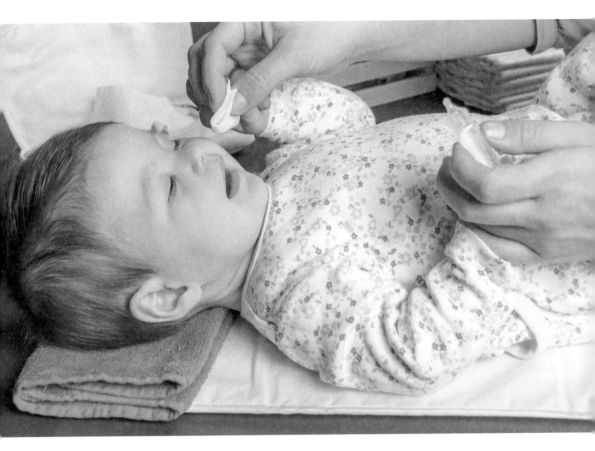

3.若要游泳，可滴氯霉素等眼药水进行预防。

4.一旦孩子感染上传染性结膜炎，应及时带他去医院眼科诊治，如果治疗不彻底可能变成慢性结膜炎。

日常护理

1.局部用药：这是治疗传染性结膜炎的主要方法，眼药水滴眼要勤，每隔半小时一次，待症状基本消失，再适当减少每天滴眼次数，但要坚持数天方可停药。眼药水要用医生开的，不要擅自购买。

2.正确清洗：孩子眼睛有分泌物时，用柔软的消毒纱布，蘸生理盐水，或凉开水湿润眼部，然后擦去。发病初期宜冷敷，有助于消肿退红，不要热敷，否则会加剧充血，使炎症扩散，甚至引起并发症。

3.清洁用品：孩子的用具、玩具、毛巾要消毒，父母在给孩子洗眼后，要用肥皂清洗2～3次手，才能接触其他物品。

百日咳，打了疫苗也不能确保无虞

百日咳是由百日咳杆菌所致的急性呼吸道传染病，由于母体没有足够的保护性抗体传给胎儿，所以 6 个月以内的孩子发病较多。

患百日咳的孩子病后可获持久免疫力，基本不会再发病。我国目前免疫接种已普及，所以此病已不常见，但由于某些原因，有的孩子依然存在患病的可能，这主要有以下几个方面的原因：

一是不少孩子没有及时接种或者漏掉了，还有的父母因为这种疫苗的副作用较大而不愿意接种。

二是百日咳杆菌适应了百日咳疫苗，产生了免疫抵抗，也就是说百日咳杆菌发生了基因变异，使原来的疫苗失去效用。

三是引起百日咳病症的病原菌更为复杂了，除了百日咳杆菌外，还有副百日咳杆菌等也能引起与百日咳相似的症状。

此外，新的研究发现，儿童感染某些衣原体、腺病毒后也会产生百日咳样的症状。所以作为父母，即使孩子接种了疫苗，当出现相应症状时也不能忽视。

症状表现

早期：持续 1~2 周，可出现的症状有：夜间出现短暂的干性咳嗽、流涕、轻度发热，与普通感冒难以区别。

阵咳期：持续 2~6 周，在早期症状出现后 3~4 天，其他症状好转而咳嗽加重。可出现的症状有：白天与晚上出现连续的短暂干咳，连咳十几声而无吸气间隙，脸憋红，鼻涕、眼泪流出，最后有一深长的吸气，并发出鸡鸣样吼声，可引起呕吐；有时还会出现惊厥。

如果是新生儿患百日咳，因咳嗽无力，气管、支气管管腔狭窄，很容易被痰液堵塞，因此不会表现出典型的一阵阵咳嗽，只是一阵阵憋气、面色青紫。

恢复期：经2～6周的阵咳期以后，进入恢复期，恢复期2~3周。

早期的症状表现很容易被误认为普通感冒，治疗效果也不明显；阵咳期传染性最强，治疗效果也最好。当孩子出现上述症状，应及时带去医院检查治疗。

预防与治疗

1.及时给孩子注射百白破疫苗，是预防百日咳最有效的方法。

2.在百日咳高发季节，父母要注意室内清洁，并保持通风透气。对于大一些的孩子来说，应保证每天有适当的室外活动时间和体育锻炼，并适当增加营养，增强自身对疾病的抵抗能力。

日常护理

1.多给患病的孩子喝温水，多休息有助于减轻咳嗽症状，恢复健康。

2.居室要保持空气新鲜，但又要防止感受风寒，衣被勤洗晒，保持清洁。

3.注意饮食，选择细、软、营养丰富易于消化吸收，易吞咽的半流质食物或软食。保证足够的热量、水、维生素等营养素。做到少量多餐，随时补充。

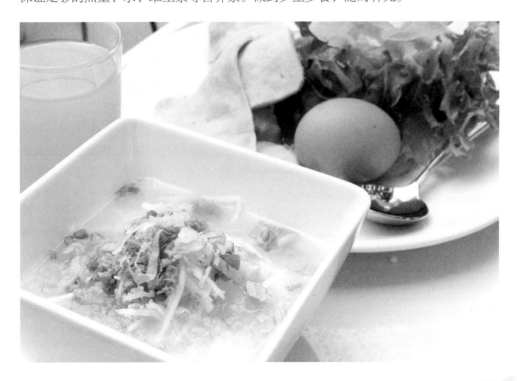

细菌性痢疾，防护得好就能避免

在众多肠道疾病中，父母需要特别警惕一种——小儿细菌性痢疾。小儿细菌性痢疾是由痢疾杆菌所引起的。本病一年四季均可发生，但以夏秋季为多见，每年的 6、7 月份发病率最高。

孩子的年龄越小，痢疾的症状表现就越不明显。因此，父母在孩子最初腹泻时，就要引起注意，并认真观察，以确定是否属于痢疾。

症状表现

小儿细菌性痢疾潜伏期从数小时至 8 天不等，大多数为 1 ~ 3 天。细菌性痢疾根据病程及病情，可分为急性菌痢、慢性菌痢和中毒性痢疾。

急性细菌性痢疾

典型痢疾：起病急，发热，腹泻，每天排便 10 ~ 30 次，粪便带黏液及脓血，有恶心，呕吐，阵发性腹痛，腹部有轻压痛，有时左下腹可触及痉挛的乙状结肠肠管，有肠鸣音，患儿全身乏力，食欲减退，婴幼儿有时可有高热惊厥。

多数急性痢疾经合理治疗，可于数天内逐渐减轻而痊愈，较大的儿童粪便很快成形，婴幼儿可持续数天稀便。

非典型痢疾：不发热或只有微热，轻度腹泻，稀便，粪便内只有黏液而无脓血，只有粪便培养阳性才能确诊。这类病例多于典型病例，因其发病经过类似一般肠炎，易被忽视，常成为痢疾的传播者。

慢性细菌性痢疾

病程超过 2 周称迁延性痢疾，超过 2 个月则称慢性痢疾。粪便含大量黏液，不一定带脓血，或黏液便与脓血便交替出现。

中毒性菌痢

中毒性菌痢可发生频繁惊厥、休克、呼吸衰竭，易发生死亡。

预防措施

细菌性痢疾，只要防护得当，就可避免孩子患上。由于痢疾主要经口感染，所以预防本病的重点是防止"病从口入"。

1.奶瓶、水杯等要经常消毒，并放置在合适的位置，如放在橱柜里或罩上覆盖物。

2.让孩子养成饭前便后洗手的好习惯，平时也要勤洗手。

3.给孩子吃的瓜果一定要认真清洗，最好去皮后再吃。

4.夏天食物容易变质，不要放太长时间；不要让孩子喝生水。

5.孩子的衣物要勤洗、勤晒，玩具要经常消毒；另外，要勤给孩子剪指甲。

6.大人在给孩子喂食前，要先把手洗干净，避免用自己的嘴试食物的温度，或口对口喂食。

7.家里最好安装防蝇的纱门、纱窗，有苍蝇、蚊子飞入时，要及时消灭。

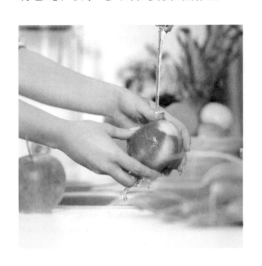

日常护理

如果孩子患上了小儿痢疾，一定要及时就医治疗，得当的护理和精心照料，会让孩子早日康复。

1.注意隔离。痢疾隔离期一般为7天，在此期间，要将孩子放在一个单独的房间里，餐具单独使用，每天煮沸消毒；其他生活用品如衣物、被褥、椅子、便器等，也应与家人分开使用，并勤消毒。

2.卧床休息，按医生的嘱咐坚持吃药；症状消失以后，没有医生嘱咐不要自行停药，以免痢疾复发或转成慢性痢疾。

3.保持病室通风，空气新鲜，孩子的衣服要立即洗晒。

4.发热超过38.5℃时，要采取物理降温；有高热时，要在医生指导下吃退热药。

5.多喝水，最好喝些糖盐水，吃些容易消化的食物。

6.注意保持臀部卫生。孩子排便次数多，因此需要精心护理臀部，每次便后都应该用湿纸巾擦拭肛门及臀部，然后再用清水清洗。

7.排便时间不要过长。孩子会频繁腹泻，如果每次排便时间过长，容易发生脱肛。

8.密切观察病情变化，如果孩子没精神、面色苍白或四肢发凉，则有可能是转为中毒性痢疾了，应立即找医生治疗。

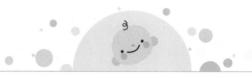

流行性乙脑，早发现治愈率高

流行性乙脑全称是流行性乙型脑炎，是由乙型脑炎病毒感染引起的中枢神经系统急性传染病。传染源是被感染的人或动物，通过蚊子叮咬而传播，人与人之间接触不会传播。

人感染乙脑后，病毒潜伏期为 10~15 天，大多数人是无症状的隐性感染者，极少数人才会发病，但一旦发病，后果就会很严重。10 岁以下的儿童最易感染，因此，要重点预防。

症状表现

此病多发于夏秋季，典型症状是高热、头痛、昏迷和抽搐。乙脑发病初期很像感冒，病人有些发热、头痛、全身不适。这些症状如果出现在乙脑流行季节，应警惕。

乙脑根据病情可分为轻、中、重三型。

轻型患者

神志清楚，可有不同程度的头痛、嗜睡，体温多在 38~39℃，一般 1 周内可恢复。

中型患者

有意识障碍，昏睡或浅昏迷，体温多在 40℃ 左右，可有短暂抽搐，病程约为 10 天，无后遗症。

重型患者

体温常持续 40℃ 以上，神志昏迷，有反复或持续性抽搐，出现病理反射，并出现呼吸衰竭，病程 2 周以上。

大部分重症患儿经抢救治疗，1~3 个月后能逐渐恢复正常，但有少数在得病 6 个月后，仍留有意识障碍、痴呆、失语、瘫痪等严重后遗症，以致造成终身残疾。

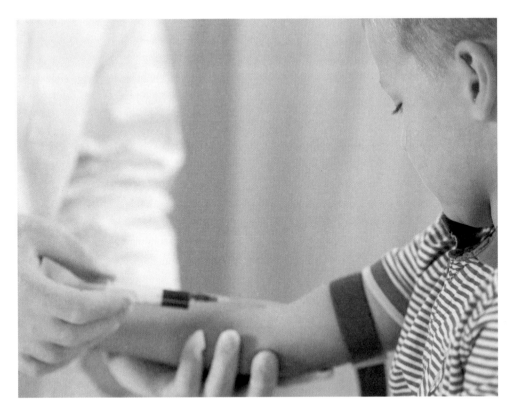

做好预防工作

1.防蚊、灭蚊。蚊子是乙脑的重要传播媒介，同时也是乙脑病毒的长期宿主。所以居住环境要做好防蚊灭蚊，还要避免到蚊虫较多的地方活动与露宿。

2.预防接种。满1周岁基础免疫1针，2岁和6岁时各加强1针。如果在接种一针后就不再接种，可能会导致抗体减少，前功尽弃。个别孩子注射后可能会局部出现红肿、疼痛，1~2天内会消退。少数有发热，一般均在38℃以下。另外少数也可有皮疹、血管性水肿和过敏性休克发生。

早期诊治很关键

在乙脑流行季节，如果孩子发病急，有高热、头痛、嗜睡，没有或只有较轻的咳嗽、咽痛、流涕等症状，就应当高度怀疑乙脑。尤其是一开始除发热外，还有轻微的精神症状，如嗜睡、呕吐、烦躁、惊跳、双眼凝视或精神异常等，要及时送医院诊断。

目前对乙脑还没有特效办法，但只要及早作出正确诊断，及时采取降体温、止痉挛等对症治疗，就可以大大提高治愈率，避免后遗症。

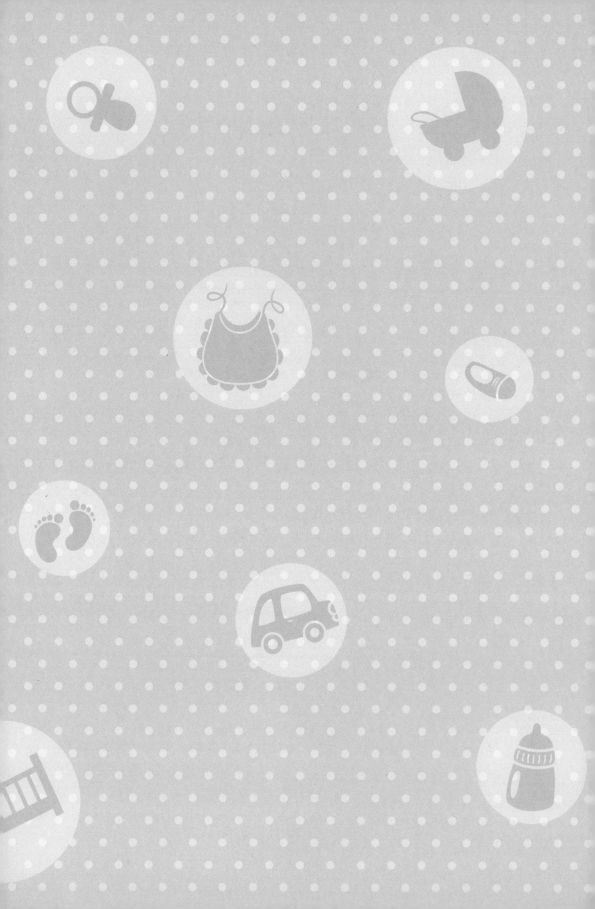

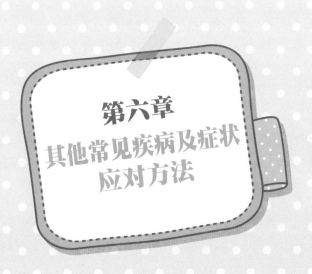

第六章
其他常见疾病及症状
应对方法

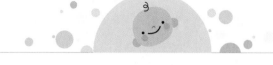

斜视、弱视，早矫正效果才会好

生活中，我们发现，有些孩子的黑眼珠看起来不对称，这种情况称之为斜视。斜视不仅会影响孩子的外貌，若不及时治疗，还会使视觉功能受损，引发更严重的问题。

另外，还有一种视力问题，就是弱视。弱视与我们常见的近视不一样，这是一种戴眼镜也无法矫正到正常视力的眼病。

斜视也是引发弱视的重要原因。因为斜视如果不加以治疗，就会导致一侧眼睛的视觉削弱，然后引起弱视。

为什么会斜视、弱视

斜视，实际上是眼球的视轴位置出现了明显的偏斜。儿童眼的调节能力很强，眼外肌收缩力很好，如果从小就有看东西太近的习惯，使两眼经常保持高度的调节，必然伴随过多的双眼球向内转，就容易引起斜视，一般以内斜视居多，也就是俗话说的"斗鸡眼"。

先天因素也会引发斜视，如眼外肌发育不正常，支配眼外肌运动的神经先天性麻痹，都可能造成斜视。另外，视功能发育不健全，大脑视觉中枢的发育还不完善，不能很好地协调和控制眼外肌的收缩和舒张，也可能引起斜视。

弱视，除了上面说到的由斜视引发的，更多的是来自遗传，父母一方或双方弱视，孩子患病的概率就大些。另外，父母如果患有高度近视、远视，孩子也可能先天遗传高度近视、远视，这些都容易导致弱视。当然，先天发育不足或后天用眼不当，也会导致孩子患上弱视。

小贴士

怎样检测孩子是不是斜视

如果发现孩子有时会有斜视的状况，可以做个简单的测试，以判断孩子是否真的是斜视：

准备一把手电筒，在光线较暗的地方让孩子仰卧，然后在距孩子双眼约 50 厘米的正前方用小手电筒照射双眼。如果光点同时落在孩子的瞳孔中央，说明没有斜视（也可能为假性斜视）；如果光点一个落在瞳孔中央，另一个落在瞳孔的内侧或外侧，说明为斜视，应及时诊治。

越早治疗效果越好

不管是斜视还是弱视，都应当早发现、早治疗。因为在孩子生长发育期间，视觉系统也处在生长发育的旺盛阶段，此时治疗斜视、弱视有可塑性，年龄越小可塑性越大，治疗效果也就越好，发育期终止后再治就很难恢复眼睛的正常功能。若是拖到成年后再治，治愈概率是非常低的。

如何预防斜视

非先天因素造成的斜视，大多是可以预防的，父母做好以下措施，就能最大程度上预防孩子斜视：

1.经常变换睡眠的体位。孩子睡眠的体位不要一成不变，有时向左有时向右，可以使光线投射的方向经常改变，就能使孩子的眼球不再经常只转向一侧，从而避免斜视。

2.多角度悬挂玩具。在孩子的小床上悬挂的彩色玩具不能挂得太近，应该在

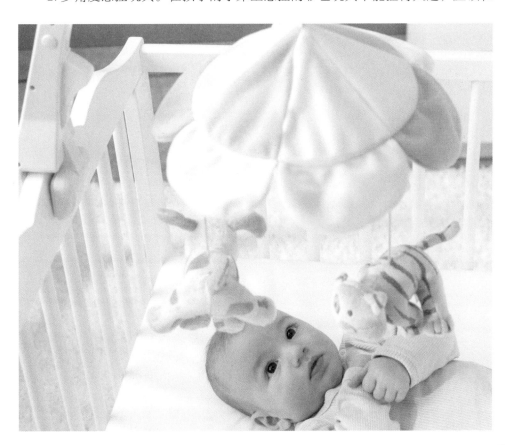

40厘米以上，而且应该在多个方向悬挂，避免孩子长时间只注意一个点而发生斜视。

3. 增加眼球转动频率。将孩子放在摇篮内的时间不能太长，父母应该不时将孩子抱起来，走动走动，使孩子对周围的事物产生好奇，从而增加眼球的转动，增强眼肌和神经的协调能力，避免产生斜视。

4. 要经常注意孩子的用眼卫生。如灯光照明要适当，看书的话字迹要大而清晰，不要躺着看书，不要长时间看电视、电脑等。

5. 孩子在发热、出疹、断奶时，父母应加强护理，注意孩子双眼的协调功能，观察眼位有无异常情况。

孩子弱视怎么办

父母要定期带孩子做眼睛检查，一旦发现孩子眼睛有问题，如眼睛呈凝视状态、眼睛不能追随目标、有眼球震颤等情况，就要及时去医院找眼科医生检查。

如果孩子被确诊为弱视，应根据屈光状态配戴合适的矫正眼镜，并在医生指导下进行弱视训练治疗。

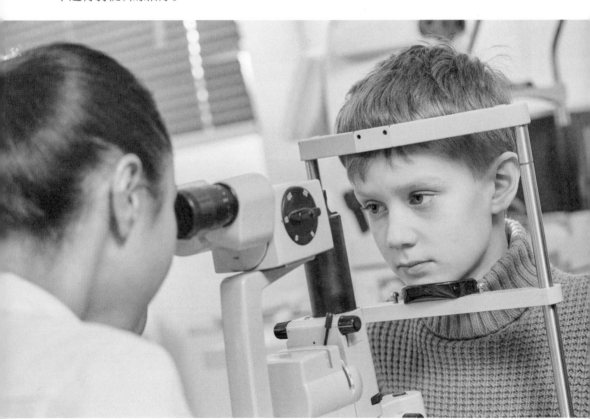

麦粒肿，热敷就能消退

麦粒肿也称睑腺炎，是一种眼科的常见疾病，尤其是小孩子更容易患病。

很多孩子都喜欢不由自主地用手去擦揉眼睛，很容易就把外界的致病菌带入眼内，孩子的免疫水平低，免疫系统不能抵抗住细菌的侵袭，细菌在眼睑处繁殖增生，就会使眼睑处的腺体发炎，引起腺体的堵塞、肿大，于是就形成了麦粒肿。

预防与治疗

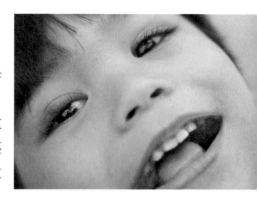

麦粒肿是可以预防的疾病，平时生活中父母要做好以下几点：

1.注意保持眼部卫生，这是预防麦粒肿最重要的一点。孩子应当有自己的专用毛巾，定期还要进行消毒。从外面回来要督促孩子先洗手。教导他不要用手揉眼睛。

2.矫正孩子的用眼习惯，长时间看电视或看书时，用眼疲劳也会引发麦粒。眼睛难受时，不要去用手揉，应该用干净的纸巾轻轻擦拭。

3.游泳最容易引发眼部问题，要注意戴好泳镜，游泳后可以滴几滴消毒眼药水，可以预防细菌和病毒。

4.麦粒肿一般热敷就能见效，但是，一旦脓肿形成，出现了脓头，热敷就没有效果了，这时应该带孩子到医院及时切开脓肿，放出脓液。

日常护理

科学的护理方法，能控制病情的深入发展，缩短孩子的患病和治疗时间。

1.护理麦粒肿最好的治疗方法是热敷。每天热敷数次，每次10分钟。热敷可以促进血液循环，有助于加速脓肿破溃，使脓液得以引流。不要冷敷，冷敷会越敷越严重。

2.在治疗的同时，还要注意饮食卫生和营养全面，以增加机体的抵抗力。饮食要清淡，并注意饮食规律。

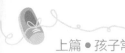

乳牙龋，恒牙生长也受影响

　　长牙是孩子在婴儿期的一件大事，看着孩子口里逐渐长出白色的小乳牙，父母很开心，因为这意味着孩子能够开始咀嚼食物了，然而，刚长出来不久的小白牙，也会遭受磨难——龋齿。龋齿，就是常说的"虫牙"。

　　很多父母认为，孩子的乳牙终归要被恒牙取代，等换了牙，口腔问题就轻松解决了，所以很少会去治疗。这样做的后果就是，将来长出来的恒牙也会不健康，并且会影响身体的多个方面。

乳牙不好，恒牙也不会好

　　如果乳牙龋不加控制，损坏严重，可发展为牙髓炎、根尖炎，孩子要为此承受疼痛折磨；同时这些感染还可能会影响到乳牙下方的恒牙胚，导致恒牙釉质发育不全，甚至无法发育。

　　乳牙如果严重龋坏，很可能等不到和恒牙交接，还会使后继的恒牙会萌出过早或过迟，长出的牙齿不整齐。此外，如果孩子的多个乳牙患龋，咀嚼功能必然降低，对食物的切割、磨细不充分，无形中就加重了胃肠负担，影响消化吸收功能和身体的生长发育。

乳牙龋会让脸型变难看

　　如果孩子一侧乳牙龋坏严重，就不敢用有坏牙的一侧咀嚼，偏侧咀嚼会导致孩子颌骨发育不对称，造成一边脸大一边脸小，严重影响美观。

　　此外，幼儿期是儿童学习语言的关键期，乳牙龋不仅会影响美观，还会影响孩子发音。有的孩子会因为龋齿不愿跟人说话，造成心理阴影。

预防乳牙龋，这样做

　　乳牙龋主要是喂养和口腔清洁方面出了问题导致的，只要父母在这两个方面做好，就能预防乳牙龋的发生。

每次哺乳时间不宜太长

母乳和奶粉中含有乳糖，如果每次喂奶时间过长，孩子一边玩一边喝奶，或者含着乳头就睡着了。甚至有些妈妈为了哄孩子睡觉，常让其含着奶瓶。孩子的牙齿长时间浸泡在奶水里，就容易长龋齿。

不要让孩子过早喝牛奶、酸奶或食用糖分高的食物。

定期清洁口腔

对于较小的孩子，开始长牙以后，每天必须帮他清洁牙齿。让孩子侧卧，用小毛巾或围嘴围在颌下，准备好棉签、淡盐水和温开水，用肥皂和流动的水洗净双手，先用棉签蘸淡盐水或温开水，擦孩子口腔内的两颊部、齿龈外面，再擦齿龈内面及舌部。擦洗一个部位要更换一个棉签，同时棉签上不要蘸过多的液体，以防止孩子将液体吸入呼吸道造成危险。最后用小毛巾把孩子的嘴角擦干净。

等到孩子 18 个月大的时候，可以尝试使用牙刷帮他刷牙。2 岁半以后要让孩子自己刷牙，刷完后要检查，如果没有刷干净，父母可以帮着再刷一次。

预防牙颌面部外伤

要避免孩子碰撞和摔跤，以防止牙齿和唇部外伤。注意玩具的安全性，不要把锋利、坚硬的物品，诸如筷子、勺子、钥匙等当玩具给孩子玩耍，孩子放到嘴里咬很

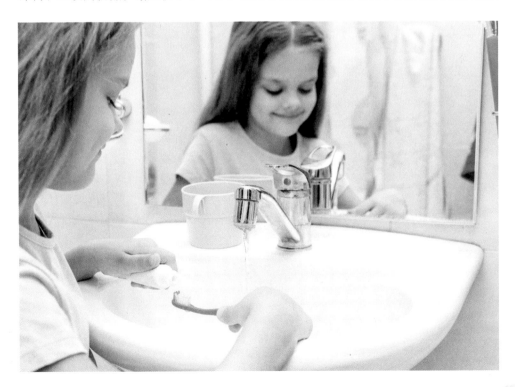

可能会损伤牙齿。

定期检查，发现牙病及时医治

父母要定期带孩子去医院检查牙齿，发现蛀牙要及时就医，及时预防，早日治疗，才能保证孩子将来拥有一口漂亮洁白的牙齿。

乳牙龋要修不要拔

对龋坏的乳牙不要轻易拔除，如果过早把乳牙拔掉，会影响孩子的正常咀嚼功能，同时失去对恒牙萌出的诱导功能，不利于牙间隙的保持，可能造成咬合紊乱和牙列不齐。

对于乳牙龋齿，总体原则是先尽量修补。龋洞较浅的龋齿，进行处理后直接填充。龋洞较深，殃及牙髓的龋齿则需要进行根管治疗。

虽然儿童乳牙的根管治疗原则与成人一样，但方法、材料大不相同，治疗时间也比较短，多数孩子能接受，通常不需使用麻药，所以家长不必过于担心。而且整个根管治疗的操作都在乳牙内完成，所以也不必担心恒牙胚受到影响。

孩子的乳牙发育过程

乳牙共有20颗，一般在孩子6个月时就开始长出了，2~3岁时乳牙就能长全。到6岁左右，牙齿开始更换，这是一个相当漫长的过程，到12~13岁时，乳牙更替才会正式结束。

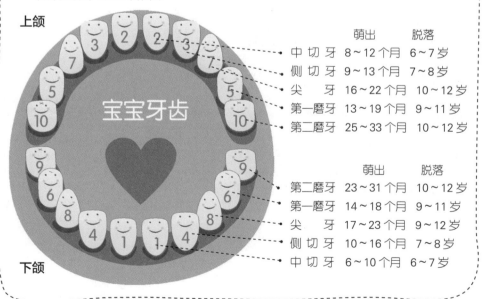

上颌

	萌出	脱落
中切牙	8~12个月	6~7岁
侧切牙	9~13个月	7~8岁
尖 牙	16~22个月	10~12岁
第一磨牙	13~19个月	9~11岁
第二磨牙	25~33个月	10~12岁

	萌出	脱落
第二磨牙	23~31个月	10~12岁
第一磨牙	14~18个月	9~11岁
尖 牙	17~23个月	9~12岁
侧切牙	10~16个月	7~8岁
中切牙	6~10个月	6~7岁

宝宝牙齿

下颌

口角炎，不全是上火

口角炎就是俗称的"烂嘴角"，常发生在口角黏膜的一侧或两侧。因为口角炎的表现很像是上火，很多父母就想到要给孩子清火，其实不尽然。口角炎分为营养不良性口角炎、球菌性口角炎、真菌性口角炎。其中营养不良性口角炎最为普遍，是由营养缺乏引发，其中以 B 族维生素缺乏引起的口角炎最常见。

症状表现

营养不良性口角炎，最初表现为口角上发红、发痒，接着上皮脱落，形成糜烂、浸渍或裂痕，张嘴时拉裂而易出血，吃饭、说话都受到影响。

预防与治疗

1.预防孩子发生口角炎，父母在平日里要注意饮食搭配，要加强营养，注意膳食平衡，不偏食，不挑食，多吃富含 B 族维生素的食物，如动物肝脏、瘦肉、禽蛋、牛奶、豆制品、胡萝卜、新鲜绿叶蔬菜等。

2.孩子经常有舔嘴唇、吃零食、吮手指等习惯，也容易引起口角炎。所以要教育孩子不舔嘴、不吮手指，饭后要及时给孩子洗脸、擦嘴。秋冬季是口角炎的高发季节，经常会嘴唇干燥的孩子，可以给他擦唇膏，适当喝蜂蜜水可滋润咽喉，防止嘴唇干燥。

3.养成每天清洁口腔的习惯，可以有效减少细菌侵袭嘴唇。

4.患了口角炎后可服用复合B族维生素,局部可涂硼砂末加蜂蜜调匀制成的药糊。

日常护理

孩子嘴唇干燥后，喜欢用舌头去舔，想使嘴唇和口角潮润些，但由于唾液碰到干燥空气很快被蒸发，这样不但不能解决干燥问题，反而会将唾液中的微生物带至裂口中，引起细菌感染，加重口角炎。所以，如果发现孩子总舔嘴唇，应提醒多喝水。

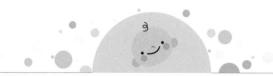

急性喉炎，不及时治疗会危及生命

喉炎，听起来好像不是什么急症，实际上对于小儿来说，如果是急性喉炎，还是比较凶险的，因为其起病急且病情变化快。

6 个月至 3 岁的小儿是发生急性喉炎的主要人群，冬春季节发病较为集中。喉炎可因病毒或细菌感染引起，多继发于上呼吸道感染，也经常与喉、气管、肺炎联合发病。

症状表现

急性喉炎的主要特征是声音嘶哑、咳声如犬，严重的会导致喉梗阻而危及生命。发病可分为 4 个阶段：

发病前期

开始只是阵阵咳嗽，或是在活动后才出现吸气性喉鸣及吸气性呼吸困难，这时听诊则呼吸音清晰，心率正常。

发病初期

此时会有轻微的感冒症状，可不发热或轻微发热。安静时即出现喉鸣及吸气性呼吸困难，呈"哐哐哐"声或犬吠声，也就是像小狗一样的咳嗽声，喉中呼噜作响，似有痰咳不出。听诊可闻及喉传导音或管状呼吸音，心率较快，可达 120～140 次 / 分钟，同时开始出现声音嘶哑。

发病中期

除了发病初期症状外，还出现阵发性烦躁不安，口唇、指甲发绀，口周发青或苍白，听诊两肺呼吸音减弱或听不见，心音较钝，心率达 140～160 次 / 分钟。

病情加重期

一般白天病情较轻，夜间加重，夜里常常因喉头炎症迅速发展而出现喉头水肿，从而发生急性喉部梗阻。孩子可因呼吸困难而憋醒，声音会嘶哑得更厉害，呼吸时鼻翼煽动，吸气时出现"三凹征"，即出现锁骨上窝、胸骨上窝及上腹部凹陷，口唇青紫，面色苍白，同时伴有高热、烦躁不安、大汗淋漓等。

若病情进一步加重，则会由烦躁不安转为半昏迷或昏迷，表现暂时安静，面色苍白、大小便失禁、窒息、昏迷等症状，甚至可能因窒息而死亡。这些变化往往在数小时之内发生，相当凶险，父母绝不能掉以轻心。

预防与治疗

小儿急性喉炎发病急、病情重，可危及到生命，必须做好预防和护理工作。

急性喉炎多继发于上呼吸道感染，减少感冒机会，就能避免喉炎的发生。寒冷季节，天气变化快，早晚温差大，空气干燥，空气流通差，细菌、病毒容易繁殖，更要格外注意预防感冒。

一旦得了急性喉炎，非常容易发生呼吸困难。唯一的选择就是及时送医院治疗，绝不能认为发热不高而延误。且不可随便服用镇咳药，否则会加重呼吸道阻塞，耽误抢救的机会。在送医过程中要尽量安抚，避免加重孩子的紧张和烦躁情绪，不要穿过多的衣物，同时可让孩子侧卧位，尽量保持呼吸道畅通。

小贴士

身体较胖、成长较快，并且相对缺钙的孩子，更易发作急性喉炎，而且容易重复发病，父母要格外重视。

小儿急性喉炎在发病前、发病初期、加重期均有明显的症状，父母只要细心留意，就能在发病前期把孩子送到医院诊治，早发现，早治疗，才能早康复。

扁桃体炎，嗓子痛就要注意了

扁桃体属于人体的一个免疫器官，是上呼吸道第一道防御门户，可抵御侵入机体的各种致病微生物，起到一定的抗病作用。扁桃体不仅能产生淋巴细胞，还能参与抗体制造，抵制和消灭自口鼻进入的致病菌和病毒，防止疾病发生。

作为防御疾病的屏障，扁桃体本身也很容易被感染。特别是小儿，由于身体抵抗力低，一旦受凉，就会使扁桃体抵抗细菌的能力减弱，从而导致口腔、咽部、鼻腔以及外界的细菌侵入扁桃体，发生炎症。

4~6 岁为扁桃体炎高峰期

一般来说，小于 2 岁的孩子不会发生扁桃体炎，因为 2 岁以下孩子的扁桃体还没有完全发育成熟，对外界的病原微生物反应不强烈，4~6 岁为扁桃体炎高发期。

大多数的扁桃体炎都是急性的，症状很明显，主要表现为高热可达 39 ~ 40℃，同时伴有寒战、全身乏力、头痛及全身痛。还会有食欲不振、恶心、呕吐、咽痛剧烈、吞咽困难、口渴、口臭、便秘等。

严重者扁桃体红肿化脓，形成化脓性扁桃体炎，如果久治不愈，可转成慢性扁桃体炎，容易引起肾炎、心脏病。所以孩子嗓子不适、诉说疼痛时，就要引起重视。

> **扁桃体炎与感冒的区别**
>
> 因为扁桃体炎与普通感冒有类似的症状，所以要注意区分，最明显的区别是，检查咽部时可发现扁桃体上有脓。

控制感染是关键

急性扁桃体炎的治疗主要是控制感染。扁桃体炎多为细菌感染，特别是化脓性扁桃体炎更是化脓菌所致，所以必须使用抗生素。

慢性扁桃体炎引起的扁桃体肥大可造成呼吸困难，特别是睡眠时，因舌头也松弛后倒，会发生打鼾的情况，时间长了，会因慢性缺氧而影响生长发育，孩子的智力发育也会受到影响。

预防与治疗

1. 要保证孩子的营养摄入全面，不能挑食，营养平衡，才能保证身体抵抗力，抵御细菌的入侵。

2. 注意口腔卫生，每天早晚刷牙、饭后清水漱口、避免食物残渣留存在口腔中。

3. 在呼吸道传染病高发的季节，避免去人流集中的地方，要保持室内空气新鲜流通，相对湿度可在 45%~55% 间。空调房间与室外温差不可太大。

4. 体弱的孩子也可采取预防接种，通过预防呼吸道感染来预防扁桃体发炎。

日常护理

1. 发病时应卧床休息，多饮水，排出细菌感染后在体内产生的毒素。用淡盐水含漱，每日多次，保持口腔清洁。保持室内空气流通，减少再度感染的机会。

2. 在应用抗生素治疗时，应严密观察孩子体温、脉搏变化，如仍持续高热，可增大剂量，或在医生指导下更换药物。孩子体温过高时，应物理降温，用温水擦拭头颈、腋下、四肢、帮助散热，防止发生惊厥。

3. 日常饮食要清淡，多吃水分多又易吸收的食物，如米汤、果汁等；不要吃刺激性食物。

小贴士

如果孩子突然出现不明原因的低热，扁桃体过度肥大，严重影响呼吸和睡眠，就需要及早送往医院，以明确病情，对症治疗。

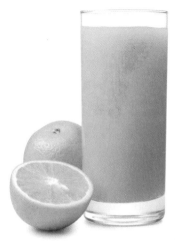

中耳炎，孩子总挠耳朵要重视

中耳炎是由于耳咽管（连通中耳腔和鼻腔后壁）功能不良或阻塞，引起继发性细菌感染所造成的，如果得不到及时治疗，会引起听力障碍，甚至造成语言发展迟缓和学习能力差。

小儿患中耳炎远多于大人，因为儿童耳咽管比大人的短，平且宽，因此，口腔、鼻腔的液体很容易返流到中耳腔，引起中耳感染；另外，儿童抵抗力低下，也容易诱发上呼吸道感染，从而导致急性化脓性中耳炎，从接诊来看，其中70%~80%是由感冒引起的。

这些症状要怀疑中耳炎

幼儿表达能力不强，自己到底哪里不舒服，一般说不清楚，父母很容易忽视孩子的疾病，延误病情。而中耳炎是引起儿童听力下降的最重要原因。

有以下这些表现，孩子可能患上急性中耳炎了：

发热

发热是急性中耳炎最明显的症状。孩子连续3天发热37.5℃以上，吃了药仍持续不退时，就要考虑孩子有患中耳炎的可能，要尽早去耳鼻喉科检查。

挠耳朵

如果孩子不断地摸耳朵、挠耳朵、揪耳朵，要想到他是不是患了中耳炎。

左右摇头

因为耳朵里不舒服，孩子会试图通过摇头来减轻症状，同时会表现得躁动不安。

耳朵积水

急性中耳炎发作时，中耳内会积水，鼓膜肿胀。鼓膜穿孔时，就会有黄色的分泌物流出。孩子耳朵周围如果出现干皮，就要注意了。

听力不好

鼓膜里有渗出液会导致听力下降。如果你发现孩子对周围的声音反应迟钝，要高度怀疑，尽快检查。

预防与治疗

上呼吸道感染导致中耳炎最为常见，秋冬、初春早晚温差大，孩子多处于密闭空间内，容易互相传递病菌，尤其是在幼儿园，不仅更容易感冒，引发中耳炎的概率也相应增大。所以预防感冒是关键。

除了感冒，过敏性鼻炎也是引发中耳炎的原因之一。过敏性鼻炎的典型症状是一直打喷嚏、擤鼻涕、流眼泪，尤其在搓揉鼻子或游泳、大哭时，鼻腔分泌物容易被再次吸入或逆流进入中耳，进而引发感染。对于这类孩子来说，最重要的就是远离过敏原。

如果孩子已经患上了中耳炎，就要及时就医治疗。如果没有感染其他病症，绝大多数的积液性中耳炎可以经自体吸收而痊愈。如果感染不能控制，引发鼻咽腔发炎等状况，医生会考虑开抗生素治疗。

耳药怎么用

如果发现孩子患了中耳炎，一定要带孩子到医院接受检查，按照医生的吩咐用药。切不可自行买药服用，也不要使用偏方。

帮孩子滴耳药的时候，要注意药液温度要与体温相近，如果药液过冷的话，应该稍稍加温，可在使用前将药瓶放在手心暖一会儿，或放在热水杯旁边10分钟左右，以免孩子在药液滴入后出现恶心、呕吐等不良反应。

为孩子滴耳药时，让孩子侧卧在床上或坐在椅子上，头偏向一侧。要注意滴药管不可触碰外耳道壁，以免发生感染。药液滴入耳朵后，可以用手指轻轻按压耳屏，使药液受压均匀分布于中耳，待药液慢慢渗入后再让孩子起来活动。

日常护理

1.注意清洁孩子的耳朵，保持孩子外耳道及耳前皮肤的清洁，如果有脓性分泌物，要及时清理，但不要挖耳道。

2.注意孩子的病情发展，如果经治疗后病情不见好转，分泌物多且脓有恶臭，耳后红肿疼痛，说明可能合并有乳突炎，要及时带孩子到医院就诊。

3.孩子患中耳炎期间，给孩子洗澡或洗头的时候，不要让水进入耳道中，以免加重病情。

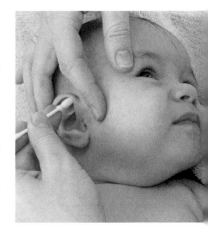

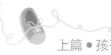

夜睡不宁，查查是否缺钙

睡眠对孩子来说是非常重要的。有研究表明，睡眠好的婴儿，其智商发育也是比较好的。对稍微大一点的孩子来说，睡眠对他的记忆力、创造力、精神状态等都有正面的促进作用。

睡不好的孩子长不高、易烦躁

研究发现，孩子的生长激素 70% 左右都是夜间深睡眠的时候分泌的，所以如果孩子睡眠不好，3 个月到半年以后，身高就会逐渐出现偏离，这是因为睡眠障碍、生长激素分泌不足引起的。当然，饮食、运动等对身高体重也有影响，但是睡眠确实是一个很主要的因素。

睡眠对情绪状态也有很大的影响，无论是小婴儿还是大孩子，如果缺乏睡眠或睡眠质量不高，都会有易怒、烦躁、行为障碍、记忆力减退、活动能力降低等情况。

睡不好有多种原因

一般来说，3 个月以内的孩子睡觉时总是一惊一乍的，这种易惊是正常现象，因

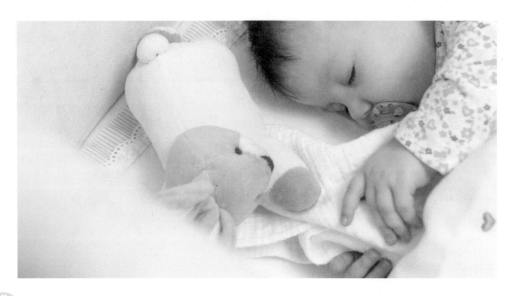

为他的神经系统还没有发育完全。但如果是较大的孩子长时间出现晚上睡不好的情况，就要考虑一下是不是其他原因了，比如是不是缺钙、消化不良或者受到了惊吓。比较常见的就是缺钙，缺钙不仅影响孩子的睡眠质量，还会出现掉头发，甚至引起佝偻病。

除了缺钙，还有一些其他因素也会导致孩子睡眠不好，例如精神因素。如果孩子白天活动量过大，过于兴奋，或者在睡觉前2个小时内大哭等，都会导致夜惊、睡眠不安。所以，睡觉前1~2个小时可以陪孩子做安静的游戏、讲讲故事，对孩子安心睡眠大有帮助。

对于缺钙的孩子，要适当进行补钙，可以服用葡萄糖酸钙和碳酸钙等，就吸收效率来看，小儿补充葡萄糖酸钙、乳酸钙、苹果酸钙等有机钙较好，但不易溶解，需消耗胃酸才溶解。小婴儿胃酸少，故碳酸钙适合3岁以上儿童。补钙的同时一定要配合鱼肝油，鱼肝油中的维生素D能成倍量地提高钙的吸收。

缺钙的孩子，往往也缺乏一定的户外活动。多晒太阳有助于身体维生素D的合成。所以，在天气好的时候，父母一定要带孩子多去户外活动，晒晒太阳。

孩子该睡多长时间

不同年龄的孩子有不同的睡眠规律和特征，年龄越小的孩子睡眠时间越长。美国"全国睡眠基金会"（National Sleep Foundation，NSF）根据专家研究成果，对各年龄孩子提出了新的睡眠时间建议。

各年龄孩子睡眠时间表

年龄阶段	睡眠时间
新生儿（0~3个月）	14~17小时
婴儿（4~11个月）	12~15小时
幼儿（1~2岁）	11~14小时
学龄前儿童（3~5岁）	10~13小时
学龄儿童（6~13岁）	9~11小时
青少年（14~17岁）	8~10小时

当然睡眠时间有很大的个体差异，不能强求一致，如果白天孩子的精神状态很好，活泼、聪明、发育良好，那么睡眠时间就应该是合适的。

蛲虫病，选对药物一次就解决

蛲虫病是儿童常见的肠寄生虫病。蛲虫寄生在小肠下段，长约1厘米，夜间孩子入睡后，会爬出肛门产卵。

蛲虫症一般不易根治，因为雌虫产卵多，繁殖快，会刺激皮肤引起肛门发痒时，孩子会用手抓，再用手拿东西吃，或吮手指时，便把虫卵吞入消化道，在肠壁孵化发育，吸取营养，半个月后又发育为成虫；如此循环往复。

及时发现症状

孩子得了蛲虫病，最明显的特征就是会抓屁股。这时应该好好检查一下他的肛门。如果是有蛲虫，会在孩子的肛门附近发现像白线头一样的小虫在爬动。

因为此病会导致肛门奇痒，影响睡眠，所以孩子容易烦躁、夜间磨牙。

此外，蛲虫的刺激会使孩子食欲减退、恶心，有时腹痛、腹泻，还会引起尿频、遗尿等症状。

预防是关键

其实蛲虫本身的寿命是很短的，只有1个月左右，只要不再吞下它的卵，就不会重复感染，1个月之后，它自己便会死亡。相反，只治不防，很快就会由于重复感染而再次患病，所以预防是关键。应做好以下几点：

1. 要养成良好的卫生习惯。纠正吮手的习惯，常剪指甲，勤洗澡，勤烫洗内衣，勤洗晒被褥床单。

2. 已经患有蛲虫病的孩子，晚上睡前要清洗屁股，可以搽蛲虫膏，睡觉要穿满裆裤，最好将手指套在布袋内。第二天清晨内裤要用开水烫。被褥要在太阳下暴晒，玩具要每天用肥皂水清洗。

3. 在幼儿园的孩子，一旦发现有蛲虫病，全班都要做驱虫治疗。

选对药，一次就根治

治疗蛲虫病，可以用药物驱虫，药物治疗效果快速且明显，选对药物便可一次解决。驱虫剂常用"扑蛲灵"，每千克体重服5毫克，一次服下，必要时3周后重复1次；"甲紫片"效果也不错，每天每千克体重服1毫克，连服7天；或坐浴后涂蛲虫膏，连用数天，期间做好卫生防护，就能治愈。

肠套叠，孩子无故大哭要留心

肠套叠就是一段肠子套入相邻的下一段肠子，造成肠道梗阻而不通畅。理论上任何部位都可发生，但大多发生在小肠末端和大肠起始部，也就是小肠和大肠连接的部位。

肠套叠是婴幼儿最常见的急腹症。如果肠管套叠1~2天，套入的肠管血液循环受阻，并随着肠蠕动肠管越套越紧，就会发生缺血性坏死、穿孔，危及孩子的生命。

早发现是关键

肠套叠，很多父母在生活中听得较少，但一旦发生，情况是非常紧急的，所以，一定要了解症状表现，才能做到早发现、早治疗。

肠套叠的典型表现如下：

1.平常一直很健康的孩子，会突然哪儿痛似的大哭，平时一抱起来或者喂喂奶就会平息的孩子，这时怎么哄也没有用，也拒绝吃东西；然后正当父母不知所措时，孩子突然就跟没事似的继续玩玩具吃东西了。如此反复。

2.每次哭4~5分钟，然后间隔一会儿又会这样哭，有这样的症状，可以初步判断是肠套叠。这种症状会持续12小时，婴儿精疲力竭，昏昏欲睡，脸色苍白，之前的这种哭闹方式也没有了。

3.呕吐。一开始呕吐的是奶汁及乳块或其他食物，以后转为胆汁样物，1~2天后转为带臭味的肠内容物，提示病情严重。

4.腹部包块。在两次哭闹的间歇期检查腹部，可在右上腹肝下触及腊肠样、稍活动并有轻压痛的包块，右下腹一般有空虚感，肿块可沿结肠移动。

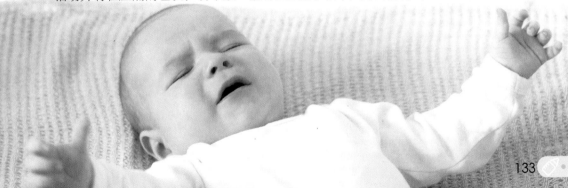

5.果酱样血便。多在发病后6~12小时排血便，早者在发病后3~4小时即可出现，为稀薄黏液或胶冻样果酱色血便，数小时后可重复排出。

沉着应对别慌张

1.判断肠套叠最好的办法就是这种病独有的哭泣方式。如果发生上述症状1，第一时间应该想到是肠套叠，须立即把孩子送往医院救治。

2.肠套叠很多时候容易误诊，比如当作消化不良来作出诊断，结果延误病情，导致孩子更加危险。在送孩子去医院就诊时，应将孩子发病的详细情况告知医生。如孩子有血便，最好将便样带往医院，以便医生及时正确诊断。

3.一旦怀疑孩子肠套叠，在送孩子去医院途中，应立即禁食禁水，以减轻胃肠内的压力。如有呕吐，应将头转向一边，让其吐出，以免吸入呼吸道引起窒息。

小贴士

肠套叠如果发现得早（在12小时内），都可以用灌肠法温和处理。也就是把套进去的肠子推出来。如果超过24小时，开始持续呕吐、脸色苍白、拉果酱样大便，就已经很严重了，肠子已经开始坏死，甚至需要手术才能挽救孩子的生命了。如果超过48小时，大多数已属病危了。

4.孩子腹痛，切勿用止痛药（包括退热止痛药），以免掩盖症状，影响诊断，贻误病情。

肠套叠发生的原因关键

肠套叠属于消化道疾病，分为急性和慢性两种，急性最常见。该病症的起因主要有以下几点：

1.饮食原因：4~6个月的孩子，肠道开始接触母乳以外的食物，会使原有的肠道环境改变，引起功能紊乱，引发肠套叠。

2.孩子的回盲肠直径比例小，且肠瓣肥厚，游动性强，可导致回肠嵌入盲肠。

3.病毒感染：病毒会导致肠道功能失调，一旦受到腺病毒、轮状病毒等病毒侵袭，肠套叠出现的概率就很高。

4.孩子容易发生肠道痉挛，肠道蠕动节律失常，可出现过快或逆蠕，很容易引起套叠。

5.神经失调、遗传因素等都有可能导致肠套叠。

痱子，及时擦汗，避免抓挠

痱子是孩子最常出现的皮肤问题。夏天气候炎热，而小孩体温高，散热不好，比大人更容易出汗，为痱子形成提供了条件。出痱子本身没有什么危害，但由于其痒难耐，孩子会不自觉地去搔抓，极易造成感染化脓，所以也不能掉以轻心。

及时擦汗很关键

预防痱子最重要的是及时擦汗。痱子容易出现在头部皱褶、手臂和腿弯曲部，这些地方汗液难以蒸发，持续下去，皮肤中的汗就很难散发出去。此时盐分和氨、尿素等汗液成分被浓缩停留在皮肤上，便会使其发痒。

这种情况下，最有效的办法就是将汗液马上擦去。可用干手帕和毛巾认真仔细地擦干，或者及时用温水淋浴，保持皮肤清洁。注意不要用热水，也不要用肥皂，冲洗擦干后扑撒痱子粉。

在孩子睡觉时，为防止出汗起痱子，可在床头放置手巾，随时擦干汗液。

预防感染莫抓挠

如果已经出了痱子，就要注意预防二次感染。由于痱子出后很痒，孩子常会搔抓，皮肤抓破后便会使细菌侵入，引起感染。

孩子指甲内容易藏留细菌，所以平时要把指甲剪短。还可买些皮肤止痒剂，可有效止痒，防止感染的发生。

另外，孩子衣服最好选择棉质透气性好的，尿布要常换，最好选用柔性纸质的。对于抓破后有感染的，应涂抹抗生素药膏。

做好预防，远离痱子

控制温度

湿热的环境特别容易长痱子。因此，家里一定要保持室内通风散热，以减少孩子出汗和利于汗液蒸发。

穿着轻薄

孩子夏季服装要轻薄、柔软、宽大一些，最好是吸水和透气性好的纯棉织物，以减少衣服对皮肤的刺激，有利于身体热量的散发。

勤洗澡

洗澡不但能清洁皮肤，还有利于排汗。天气炎热时要保证每日给孩子用温水洗浴2~3次。不要用刺激性的碱性肥皂。洗澡后要立即擦干。

饮食清淡

给孩子吃些清淡易消化的食物，注意补充富含蛋白质和维生素的食物。还要让孩子多喝水。

不要总抱孩子

大人的体热传给婴儿很容易捂出痱子，所以不要总是抱着孩子。可以将凉席放在地上，让婴儿自己在席子上玩耍。

尿床，多半是精神方面的原因

尿床也称为遗尿，是指3岁或以上的儿童于睡眠时不自觉的排尿现象。一般来说，轻微（即不频密）的尿床并不算是一种疾病，随着年龄增长，尿床的现象通常都会自然消失。如果尿床频繁而持续，那么很可能与某些疾病有关，必须引起重视并做适当的治疗。

遗尿有多方面的原因

遗尿的确切原因目前仍不完全清楚，但认为与下列因素有关：

1.遗传因素。30%遗尿孩子的父亲和20%遗尿孩子的母亲，在小时候也曾遗尿。也就是说，父母均有遗尿史，孩子遗尿的可能性就会大大增加。

2.睡眠过深。这是一个较常见的因素，这类小儿常常在睡前玩得较疲乏，睡得很深，不易唤醒，也多在梦境中尿床。若睡前饮水较多，则更易发生尿床。

3.膀胱功能还不成熟。膀胱功能不成熟，就无法控制排尿。

4.精神紧张。如家庭不和、面临考试等，孩子发生尿床的概率明显增大，但这种遗尿多是暂时的，过一段时间，情绪稳定后，遗尿现象就会逐渐消失。

小贴士

通过母乳喂养的小孩，脑神经发育和膀胱稳定性和泌尿道括约肌都能得到很好的提高，所以母乳对小孩尿床的控制确实是有益的。

5.疾病因素。由疾病引起遗尿的情况并不多见，一般常见于泌尿系感染、畸形，以及脊柱裂、脑脊膜膨出等。另外，无症状性细菌尿和高钙尿也会引起遗尿。

如果孩子在3岁后还频繁尿床，需要带孩子去医院检查一下。首先，看看是不是病理性遗尿。如果是病理性尿床，也不要过分担心，积极治疗就能痊愈。

尿床会伤孩子自尊

很多孩子都以为只有自己才会尿床，因此对尿床的问题羞于启齿。往往还会因尿床而产生其他的心理及行为问题，如孤独、畏羞、焦虑、反叛、精神不集中、畏惧社交，甚至不敢参加任何需要在外面过夜的活动。

心理因素反过来也会导致尿床。比如家长因尿床而过分指责孩子，就很可能会加强孩子脑中的遗尿信号，使尿床次数变得日益频繁，甚至持续到成年。

从精神方面找原因

一般经常尿床的孩子往往胆小、敏感、易于兴奋或过于拘谨。所以，父母还应从培养孩子的性格入手，来纠正尿床现象。

对待尿床的孩子，切忌打骂和羞辱性惩罚，那样只能使孩子精神更加紧张而加重尿床现象。但也不要忽视行为训练，孩子尿床后，应该尽快为他换上干净的床褥和衣物，并可在帮他做清洁时小声、温柔地告诉他："长大了，不该尿床了哦！"

如孩子在上课时总是憋不住想小便，家长则可先与老师沟通。让老师告诉孩子，想小便的时候可以举手，老师会同意让他去厕所。

第七章
正确吃药，才能发挥最好的疗效

给孩子吃药，绝不是一件随便的事，而恰恰很多父母却过于草率，孩子一有感冒发热，就自行判断病情，去药店买药，使用过程中又不注意用药说明，这样做，不但治不好病，还会给孩子的健康带来隐患。

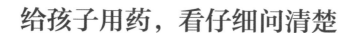

给孩子用药，看仔细问清楚

药物不同于食物，一旦吃错了药或者是吃药的方法不对，不仅治不好病，还可能带来新的健康问题。孩子得病了，用药更是要注意。

三种最常见的用药错误

1.用药不准。孩子感冒最为常见，感冒用药错误也最常见。比如在感冒初期，孩子刚有些咳嗽，没有出现细菌感染的症状，很多父母就使用抗生素"预防"咳嗽加重；有的孩子已经发生肺部感染，父母却光给孩子吃感冒药。这些从临床接诊来看，都是非常普遍的现象。

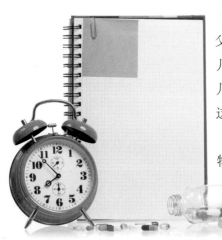

2.剂量不对。婴儿和幼儿的用药是不同的，如果父母在给3~4岁的孩子用药时，还是习惯性地按照婴儿期的剂量服用，就无法发挥疗效。如果用了七八岁儿童才能使用的剂量，则有可能出现明显的副作用。这其实都是没有仔细看说明书的原因。

3.重复用药。为了好得快，几种功效相似的药物叠加使用，如同时服用多种感冒药、止咳药、化痰药等。重复用药不但不会增效，还会引起多汗、腹泻等症状，甚至会引起肝肾功能异常。

几类常用药物使用要点

对于孩子常用药，有医嘱的要严格遵医嘱，没有医嘱的，一定要仔细看说明书用药。另外，如果能对下面的一些注意事项了然于胸，将更有助于孩子用药安全。

●退热药

发热是很多疾病的共同症状，小儿由于神经系统发育不完善，更易发热。发热时吞噬细胞功能加强，抗体产生增多，不利于病原体的生存和繁殖。这对保护机体是有利的，所以在疾病未明确诊断前不要随意服用退热药。如果孩子有高热惊厥史，体温超过 39℃或有烦躁不安、头痛、肌肉关节酸痛等不适才可以服用。

服用退热药时要注意以下问题：

1.退热药是通过增加皮肤散热而起降温作用的，因此衣服要穿得宽大，不宜直接吹风，多喝温水。

2.体温过高时退热药用量宜小，药量过大会出现面色苍白、出汗过多等虚脱症状。

3.退热药有恶心、呕吐等不良反应，有的还会引起皮疹、白细胞降低、哮喘发作等过敏反应，因此要求剂量正确。

4.吃退热药两次的间隔时间应在 4~5 个小时。另外，退热药也不能一直吃，如果吃了几次，孩子仍反复发热，就应去医院检查一下，看是什么原因，以便对症下药。

● 磺胺类药物（抗菌药）

在使用磺胺类药时应注意以下几点：

1.首次服用剂量应加倍，以便使血液中的药物成分能迅速达到足够的有效浓度。因磺胺药仅具有抑菌作用，而且浓度必须大大超过组织中对氨苯甲酸的浓度才能发挥作用。如用量不足或过早停药，易致细菌复活和疾病复发。

2.在服药期间多饮开水，以维持一定的尿量，稀释尿中药物浓度，防止磺胺结晶的产生而损伤泌尿道。

3.服药期间和停药后，都要注意过敏反应的发生，如皮疹、紫癜等。若发现孩子小便带血（尿呈微红色），则必须停止用药，并及时到医院就诊。

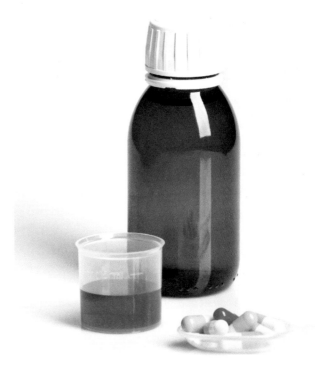

● 止咳药

1.咳嗽很多时候是因为感冒引起，此时选药要注意，如果感冒药里已经有止咳的成分，就不用单独再使用止咳药，以免重复用药。

2.止咳药适用于无痰的剧烈干咳，痰多者应慎用，否则痰液难以排出，会加重感染，阻塞气道。多痰者应以祛痰为主。

3.不要长期用止咳药。含可待因的中枢性止咳药，镇咳作用强而迅速，但有一定的成瘾性。此外，过量使用可待因可能引起呼吸抑制，还会抑制肠道蠕动而引起便秘。

● 平喘药

在使用平喘药时应注意以下几点：

1.伴有咳嗽多痰的哮喘孩子，在使用镇咳药时不宜用咳必清之类的药物，以免影响黏痰的咳出。此时需用祛痰药物，冲剂大都是如氯化铵、桔梗、远志等，也可用竹沥、盐酸溴己新片（必嗽平）等化痰药。

2.在有感染时，应与抗感染药物合用，如复方新诺明、氯霉素、红霉素、麦迪霉素等抗菌药物。

3.平喘药都有兴奋神经中枢和引发心悸等不良反应，使用前一定要咨询医生，医生可能会搭配其他药物来降低反应。

4.哮喘发作严重时，应立即送到医院治疗。

● 驱虫药

服用驱虫药时应注意以下几点：

1.宜空腹或半空腹时服药，以利于药物与虫体接触，发挥更好的驱虫效果。

2.服药前1~2天或服药当天饮食宜清淡，尽可能少食高脂肪性的食物和其他药物，防止促进对驱虫药物的吸收而增加副作用。

3.如果孩子有便秘史，要咨询医生是否加服泻药。

● 激素类药物

孩子常用的激素类药主要是地塞米松软膏等，这类药物疗效显著，但不良反应非常多。虽然是外用，但也要慎重，一定要仔细看说明书，最好咨询医生，说明情况。

● 铁制剂

1.铁剂是纠正小儿缺铁性贫血的药物，不是营养品，不可以长期服用。

2.铁化合物必须在消化道转变成亚铁盐后，才能被吸收。胃液中的胃酸和还原性物质如维生素C等，可使铁盐还原成亚铁盐，促进其吸收。所以口服铁剂时最好同时服用维生素C，平时食物应注意低磷低钙，不饮加有茶叶的开水或食用含鞣酸的食物。

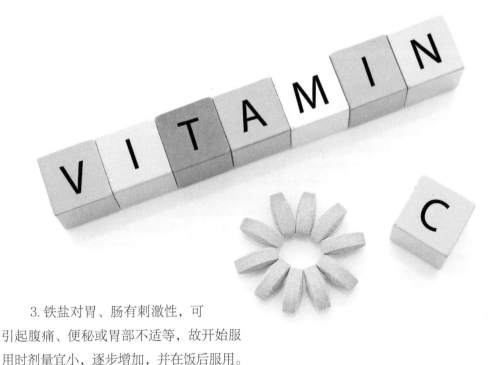

3.铁盐对胃、肠有刺激性，可引起腹痛、便秘或胃部不适等，故开始服用时剂量宜小，逐步增加，并在饭后服用。

● 钙制剂

补充钙剂时忌食菠菜。因菠菜中的草酸与钙可形成不溶性的草酸钙沉淀，导致钙的吸收减少。

● 锌制剂

小儿补锌制剂应选择葡萄糖酸锌口服液。硫酸锌片口感不好，胃肠道刺激反应明显；甘草锌片易引起身体浮肿。

补锌要适度，一般补锌剂服用时间不要超过1个月，以后还要根据检查结果确定是否继续补锌。过量摄入锌制剂或导致食欲不振、精神萎靡，甚至顽固性贫血等病症。

● 中药冲剂

由于各种冲剂所含的成分不同，服用时也应有所区别。

1.冲剂大都是由可溶性药物组成，再加入矫味剂和赋形剂如糖、糊精或少量淀粉等原料，故以开水溶化为宜，使其成为糖浆服用。以中药为原料的冲剂，如哮喘冲剂、感冒退热冲剂，宜用热开水冲溶，待冷后服用。

2.含挥发性成分的冲剂，如含有金银花、鱼腥草、人参成分的冲剂等，宜用温开水冲服，因为高温易使药物成分分解或散失。

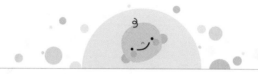

每个妈妈都应当掌握的喂药方法

给孩子喂药，往往是洒的要比吃的多，孩子难受，父母心疼，其实，只要掌握一些方法和技巧，喂药并不是一件苦差事。

喂药前的准备事项

1. 准备好给孩子吃的药，再仔细查看一遍说明书，核对一遍用药量。
2. 喂药者需用洗手液认真清洗双手。
3. 清洗好喂药需用的辅助工具，并放置在药物旁边。
4. 准备一些白开水和孩子爱吃的饼干等零食。

喂药时间选择有讲究

一般情况下给孩子的喂药时间应选在两餐之间，但如果怕孩子因吃药导致呕吐，可选在进食前30分钟到1小时，因为此时胃已排空，还可以避免服药引起的呕吐。

某些对胃有较大刺激的药物，如铁剂等，可以选在餐后1小时喂服，这样就可以防止药物损伤胃黏膜。

给较小孩子喂药的基本步骤

喂药水类的药物

1. 妈妈采取坐姿，让孩子半躺在妈妈的手臂上。
2. 妈妈用手指轻按孩子的下巴，让孩子张开小嘴。
3. 用滴管或针筒式喂药器取少量药液，利用器具将药液慢慢地送进孩子口内。
4. 轻抬孩子的下颌，帮助他吞咽。
5. 将所有药液都喂完后，再用小勺

小贴士

用大毛巾隔在孩子的下巴下方，以免弄湿衣服。

加喂几勺白开水，尽量帮助孩子将口腔内的余药咽下。

喂片剂类的药物

1.将片剂碾碎，并捣成散粉状。

2.取适量粉末倒在小勺上。

3.让孩子张开嘴后，将药粉直接送入口中。

4.取装有适量白开水的奶瓶给孩子吮吸，以利于孩子将药粉咽下。

5.给孩子吃一块小饼干，以减少药在嘴里留下的苦味。

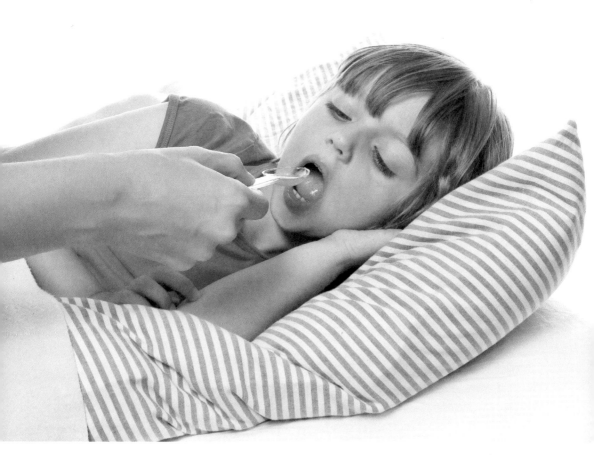

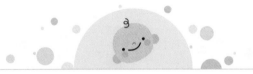

不同月龄，不同喂法

不同月龄的孩子生理特点不一样，所以喂药的方法也要有所变化。

给新生儿喂药小技巧

由于新生儿对药味的反应轻微，所以给新生儿喂药会比较容易些。家长可先用手固定孩子的头和手，然后用小匙稳稳地压住其舌头，趁其上腭往上时慢慢将药喂下。等孩子将药全部吞咽后，再将小匙退出。

也可以用拇指和食指轻轻捏一下孩子的两颊，待孩子张嘴后，用小匙或药杯紧贴其嘴角将药喂下。如果孩子不肯将药液咽下，可用手指轻捏双颊促使孩子咽下。

服药前，不宜给孩子喂奶和喝水，要使孩子处于半饥饿状态。这样既可防止恶心呕吐，又因孩子饥饿，便于将药物咽下。

喂药后，应继续喂水 20～30 毫升，将口腔及食管内积存的药物送入胃内；喂药后也不宜马上喂奶，以免发生反胃，引起呕吐。喂药后要注意观察孩子 10 分钟左右，以防因药物刺激胃部而发生呕吐。

如果孩子在半个小时内将药吐出，需要重新喂药。

小贴士

不要用捏鼻的方法使孩子张嘴，也不宜将药物直接倒入咽部，以免将药物吸入气管发生呛咳，甚而导致吸入性肺炎的发生。

不要将药物与乳汁搅拌后同时喂服，因乳汁中的蛋白质可使许多药物的药效降低。

要严格掌握剂量。因新生儿的肝、肾等脏器解毒功能的发育尚未完善，若用药过量容易发生中毒。

1岁以内孩子喂药的方法

孩子在 1 岁以内还是很好喂药的，喂药时要让孩子斜躺着，这是喂药的最佳姿势，但要注意不要让孩子的头部过于后仰，以免呛着。最好是能找一个他比较感兴趣的东西，在旁边分散一下他的注意力，这样不知不觉中就把药给喂完了。

喂药前先喂一口白开水润润口。喂药时若孩子不肯张口，可轻捏他的下颌，将药液从他的嘴角倒入，待药液全部咽下后再把药杯（匙）拿开，以防孩子把尚未咽下的药液吐出。

有一种喂药器很好用，只要把它放到孩子的嘴里，就很容易把药推进去。不过要注意最好放到靠近舌根的位置，这样孩子不会感觉到太苦。

较大孩子喂药的方法

大一点的孩子渐渐地开始懂事了，想要随便拿个东西分散他的注意力是很难的。这时喂药就要另想办法了。首先一定要让孩子斜躺着，这样才不会把药给吐出来。如果是颗粒类，要尽量少放水。把药倒在勺里，孩子看到药就会想哭，这时趁机放到他嘴里，用勺子轻轻按一下舌头，很容易就咽下去了。（切不可在大哭的时候这样做）

吃胶囊药时，往往是孩子喝了很多水，但胶囊还是在嘴里，甚至已经融化了，满嘴的苦味，从而讨厌吃药。吃胶囊药时可以让孩子先含一口白开水，再将胶囊药放入口中，低头吞药。由于胶囊药比水轻，所以可轻易进到咽喉里。

> **小贴士**
>
> 父母要不断摸索喂药技巧，熟悉自己孩子的脾气，这样才能顺利完成喂药的"艰巨任务"。切忌捏着孩子的鼻子，撬开嘴巴硬灌，也不要在孩子张嘴大哭时趁其不备，一灌了事，这样会让孩子对喂药产生过度的抗拒。

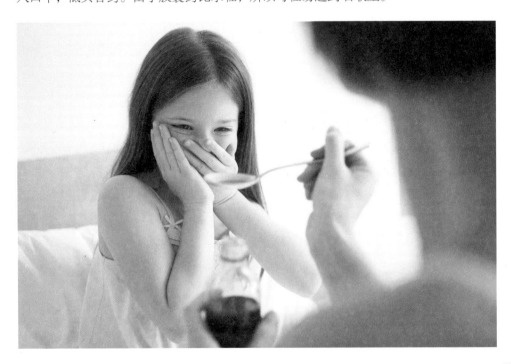

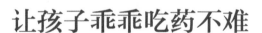

让孩子乖乖吃药不难

对于很多父母而言，孩子生病后喂药简直就是一个梦魇，往往大人累得满头大汗，孩子哭得声嘶力竭，仍然无法达成任务。更多的时候是洒的比吃的多。其实，在给孩子喂药时只要讲究一些方法和技巧，喂药也可以是一件轻松的活儿。

下面的方法，或许总有一条适合你家孩子。

1.较小的孩子，对任何事都会很感兴趣，如果你假装要喝掉药，他一定会认为那很好喝，很想要喝，这时候就是喂药的最佳机会，即使药比较苦，他也不会太抗拒。

2.较大的孩子知道要吃药时通常会低头，所以如何让他仰头是重点。可以在孩子头部垂直上方悬挂玩具，吸引孩子抬头观看，当孩子注意力集中在一点时，嘴会微微张开，这时可以迅速将滴管放入口中挤入药水，一般都会顺利咽下。

3.如果是喝比较苦的中药，可以在孩子喝之前先凉一下。药汤温度较低时，就不会感觉那么苦了。

4.药物多花样，选孩子喜欢的。除了液体之外，药物还有各种不同的形式，比如咀嚼片和即溶片。

小贴士

不要以果汁、糖水等引诱孩子吃药，很多药可能会与果汁等发生反应，或者是降低药效。

2岁左右的孩子比较能接受咀嚼片，但父母一定要细心指导，让孩子安全咀嚼吞咽。

即溶药片也是不错的选择，一旦遇到孩子的唾液，药片立刻融化，吃起来很方便。

5.把吃药变成游戏。很多孩子之所以不爱吃药，是因为只有他自己在吃，如果大家都在吃，那会让他感觉很轻松。所以不妨玩玩相互喂药的游戏，让孩子把药（可以准备点维生素片）放到妈妈的口里，再给妈妈喝水，妈妈很开心地吃下药；然后轮到妈妈喂孩子，吃起来就会非常顺利。

当然，每个孩子对待吃药的抗拒程度都会不一样，父母可以根据实际情况，寻找最适合自己的喂药方法。

此外，还有两点，父母在喂药时也应注意。

一是，孩子张口说话或者大哭时不要喂药，这样很容易随着孩子的吸气而使药物误入气管。

　　二是，父母平时不要用吃药、打针、去医院来吓孩子，这样孩子就会变得胆小，而且对吃药打针极为敏感。要告诉孩子生病后就需要吃药，这样才可以快点恢复，才能和爸爸妈妈（小朋友）一起玩儿，孩子慢慢就会接受吃药。

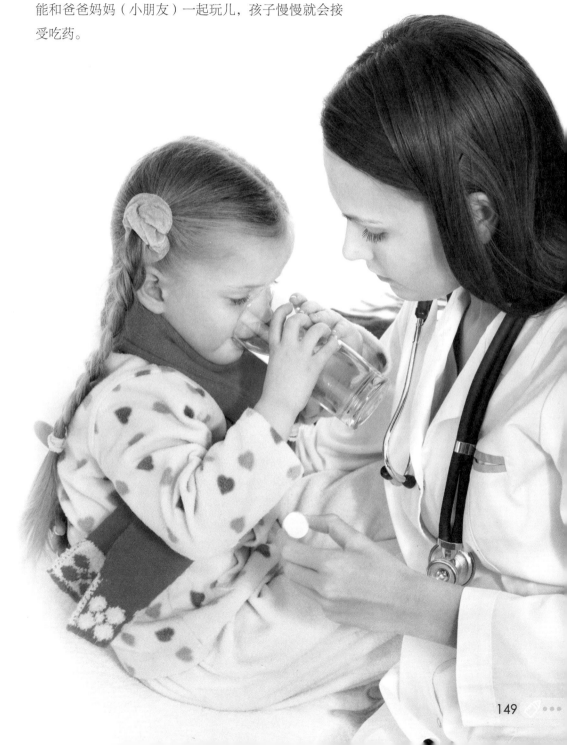

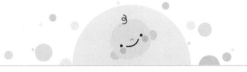

警惕！药物混用有危险

很多人吃药时喜欢多种药物混用，觉得更保险，有时候一种药吃了几次不管用，就赶紧换另一种。这些做法是存在危险的，给孩子吃药的时候也要避免这些做法。

混用无形中会加大剂量

现在市场上的非处方药种类非常多，很多治疗同一种病的药，虽然名称不同，但主要成分都是一样的，同时服用了这类药，可能会使药物剂量超出规定范围，产生副作用。

虽然药品说明书上一般都会标注有"不能同时服用与本品成分相似的其他药物"，但作为普通人，我们是很难对药品所含成分是否相似做出准确判断的。

比如治感冒的非处方药中，有的含有马来酸氯苯那敏，也就是扑尔敏；有的则含有苯海拉明。很多人看到这两种成分在字面上不同，就觉得能功效互补，一起用。实际上，这两种成分都有中枢神经抑制作用，重复使用可能会使困倦、嗜睡的现象加重。

常见非处方药中，感冒药的种类是最多的，且大部分都是针对感冒引起的头痛、发热、流鼻涕、咳嗽等症状，不少感冒药的成分大多类似，药物作用也大同小异。如果将两种以上的感冒药同时服用，无形中就加大了药物剂量，造成不良反应的危险性也会成倍增加。孩子体重轻、代谢差，如果药物过量，危险性就更大了。

除了药物成分重复，剂量加大，药物混用时，彼此间发生化学反应生成有毒物质，也是很有可能的。

中药也不能混用

中成药虽然多为复方，但中医配药有严格的配伍禁忌，都是经过了大量反复试验，明确了药物之间"相恶"和"相反"的关系，才确定复方成分的。如果随意增加药物，很可能改变药性，甚至产生副作用。

很多人觉得中成药发挥作用较慢，于是服用中成药的同时又吃西药，这样做也是不安全的。如最常见的中成药维C银翘片中含有扑尔敏，如果不慎与其他含有扑尔敏的西药混用，就会使药量加大。

再如藿香正气水、十滴水等中成药含有酒精，如果与头孢同服，会产生化学反应，生成乙醛。乙醛有一定的毒性，会使人产生一系列不适，轻者头痛恶心，重者会因血压突然下降而产生过敏性休克。

小贴士

注意查看药品通用名

通常情况下，药品说明书上"相互作用"这一栏中，使用的往往是药物的通用名，我们在看成分是否相同时，应该看这个名称而不是商品名。如感冒药新康泰克，商品名是"新康泰克"，而通用名是"复方盐酸伪麻黄碱缓释胶囊"，就很容易发现，其他一些感冒药也是这个名字，从而避免混用。

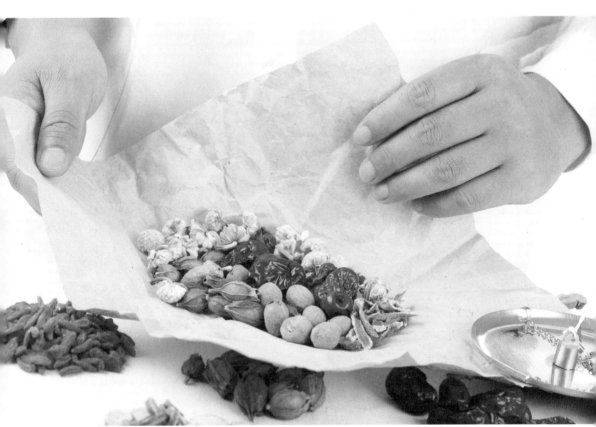

按时足量吃药才有效

无论什么药，药品包装上的信息，除了成分和主治功效外，就是服用方法了。婴幼儿用药，医生还会根据孩子大小，特意在药盒上标注服用的量和服用时间。这一点父母一定要仔细看，按照医嘱服药。

下面三种情况是父母给孩子喂药时最常见的，要引起重视。

忘服药后，下一次加量服

日常生活中，很多人服药是"三天打鱼，两天晒网"，想起来服就服，或忘记了就一两天不服，想起来就加量多服。

给孩子吃药也可能存在类似的问题。比如很多时候，该吃药时孩子还在睡觉，或者是孩子吃药困难，放下后又忘记了，结果就错过了一次。上一次吃的药药效已经发挥完了，没有持续给药，那么病毒或细菌就会再度活跃，治疗效果就大打折扣了。

担心过量少用点儿

还有很多父母担心孩子吃药过量，总是在推荐用量的基础上少用一点儿，这样做，也是不利于治疗的。

比如常见的抗菌消炎药，只有每次按要求服足量，按时连续一定时间，才能彻底消灭病菌，使疾病痊愈。如果不能按时服药，或者每次服不够量，不但消灭不了病菌，反而使病菌对这种药物产生抵抗能力，也就是常说的耐药性，再继续吃这种药就很难再有作用。

症状严重频繁吃药

有时候孩子症状严重，父母恨不能立刻就好，吃药次数就会更频繁，用药量也会不自觉地加大。孩子身体排毒机制尚不完善，这种做法对肝、肾、肠胃等器官的损害是很大的，甚至发生危险。

总之，家庭用药不同于医院就诊时开处方，如果没有医生嘱咐，就必须根据药品说明书上的规定按时按量服药，切不可擅自改变。

几种错误的喂药方式要注意

孩子生病了，选对药固然重要，吃对药也同样重要，如果吃的方式不对，良药也不会起到应有的疗效。以下几种普遍存在的喂药方式都是不对的，爸爸妈妈们要注意纠正。

随便用汤匙喂药

给孩子吃药是要严格按照用量来的。如果随便用一只平常的匙来喂药水，很容易喂了太多或不够，影响疗效。

喂孩子吃药水，应选择专用的试管形匙，喂婴儿和较小的幼儿吃药可用滴管。很多液体药，都会自带滴管。如果实在没有专用的药匙，较理想的代替品是用来量分量的茶匙。

吃药前没有摇匀药水

有的药水放置之后会产生分层，使用前必须摇匀，要把各种成分混合在一起，这类药物在使用说明中一般都会有标示，要仔细阅读。

如果不摇匀，开始吃的和后面吃的药效会不一样。但也不能剧烈晃动，以防起泡沫。

在不必吃药的时候喂孩子吃药

很多时候，一些小毛病，如喉咙不舒服、流鼻涕、轻微的咳嗽等，不用吃药，也可很快自愈。而且像这类症状，家长也很难判断是什么引起的，贸然吃药，会有副作用，比如会让孩子感到困倦。

服药已数天，未见改善继续吃

假如孩子吃某些药已两三天还未见好转，便应该停止，须尽快带孩子去看医生。不要期望再吃一段时间这些药会发挥作用，很可能孩子的病症非表面看来那么简单，必须请医生来对症治疗。

分享处方药

处方药是医生针对孩子的病情开的，决不能想当然地给另外有相似症状的孩子服用。

因为看上去症状相同，却可能是由不同的原因引起的。即使同一个孩子得了和先前完全相同的病，在给孩子使用相同的处方药之前，也要请医生作检查，看是否需重新开药。

将婴儿的退热药给儿童服用

婴儿退热药中的有效药物浓度比儿童药配方中的高，有些药物婴儿服用的量超过孩童配方的3倍之多。这是因为婴儿对药物的吸收力相对较弱，并且更容易将药吐出来。

如果将婴儿退热药给学步儿童吃，身体吸收的量就会太大。正确的做法应该是仔细阅读药瓶、药盒上所有的标贴指示，特别注意是"婴儿配方"还是"儿童配方"。

哄骗孩子吃药

很多家长为让孩子吃药煞费苦心，使用各种方法，比较多的是哄骗，比如对孩子说，这个东西非常美味，像糖果一样。孩子上当之后，会更难接受吃药。而且孩子有时候会因品尝"美味"的药品，而引发一些严重后果。

给孩子吃含有阿司匹林成分的药物

阿司匹林是绝不可以给孩子服用的，因为有可能会引致雷尔综合征，使孩子的脑和肝脏受损。

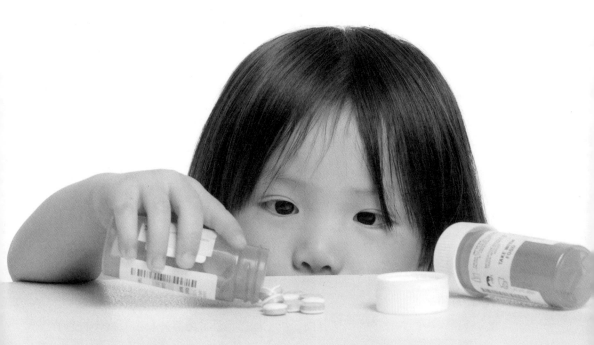

有些药物虽然不叫阿司匹林，但可能含有相关成分，普通人是难以辨别的。所以最安全的办法还是由医生开药。

保留着已过期的药物

每种药物有它的有效期或安全日期，已过期的药物是绝对不能再服用的。所以每次吃药前必须先看看药物是否已过期。

家里有药箱的，记得每3个月清理一次，丢掉已过期的药物。若不能肯定是否已过期，安全起见，宁可丢掉，不要怕浪费。

药一定要放在原包装中保存，这样，一方面方便查看有效期，另一方面，也方便每次使用时查看使用方法和注意事项。

将药物转换盛器

不要因为某些药物盛器太大而转换盛器，转换盛器可能会造成药品污染，更重要的是，若忘记把药物名称和服用指示记下来贴在新的盛器上，很容易导致喂错药或喂的分量过多或太少。

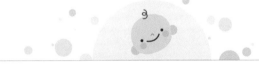

这些食物不能与药物同食

有一些药物是不能和食物一起食用的，否则容易降低药效，或者是发生某些化学反应，产生毒性。

果汁，特别是鲜榨果汁中含有大量的果酸，饮用后会使胃部处于酸性状态，酸性环境使很多药物没到达胃肠道就提前分解，减少了药物的吸收，降低了疗效。

常见的止痛药和退热药都含有会对胃黏膜起刺激作用的成分，在酸性状态下会损害孩子的胃黏膜。

此外，有些药物为了减小对胃肠道的刺激，包裹着糖衣，如果用果汁、饮料送服，糖衣被破坏，还会刺激胃肠道黏膜。

甘草精

甘草精是一种从植物当中萃取的天然甜味剂，果脯、口香糖等糖类休闲食品中会大量用到。有些孩子会在吃完药后吵着要吃糖，以冲淡嘴巴里的苦味。但甘草精和药物同时服用会提高药物的副作用。所以在孩子生病期间，最好检查一下零食里有没有甘草精的成分，避免与药物同时服用。更不要用糖来引诱孩子吃药。

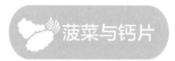

巧克力、茶

巧克力中含有的咖啡因也会降低身体对一些药物成分的吸收。需要注意的是，不仅是巧克力中含有咖啡因，咖啡和茶等软饮料中也可能含有咖啡因，这些软饮料也需要避免在孩子吃药期间饮用。

菠菜与钙片

菠菜中含有草酸钾，草酸钾溶于水，会和人体中的钙离子形成沉淀草酸钙。这不仅会影响人体对钙质的吸收，而且草酸钙这种沉淀也不易从人体中排出，容易形成结石。所以服用钙片前后 2 小时，不要给孩子食用菠菜。

下篇
孩子意外伤害预防与急救

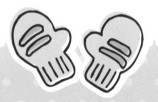

孩子活泼好动而缺乏判断力，如果看护不周，随时都有发生意外伤害的可能。很多意外伤害往往是父母不曾想到的。除了预防，作为父母，还要多学习一些救护的知识，这样在意外伤害发生时，才不会束手无策，丧失最佳抢救时机。

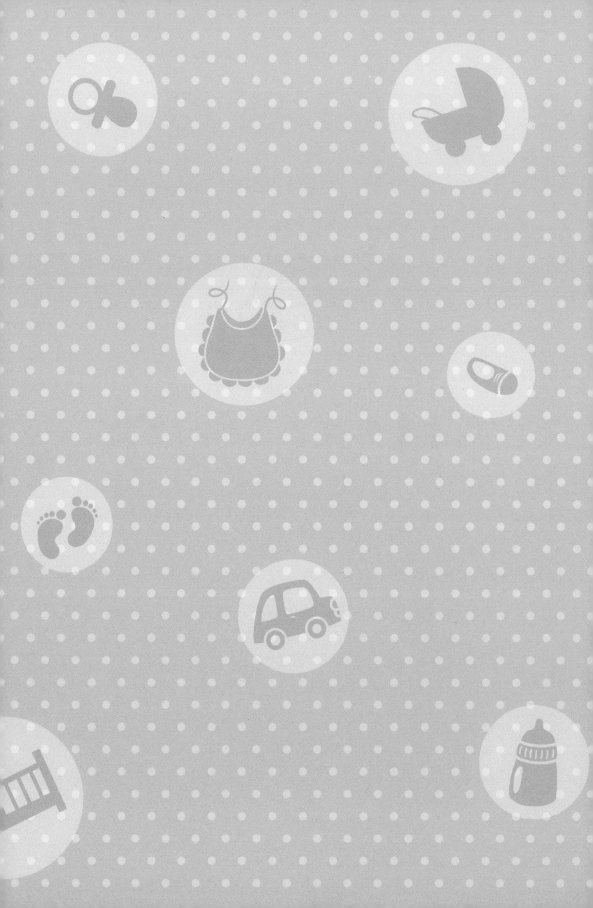

第八章

改变不安全的环境，
防止意外伤害

　　避免意外伤害的最好方法，就是教孩子认识危险物品和环境，同时对不安全的环境做出改变，将意外伤害拒之于门外。

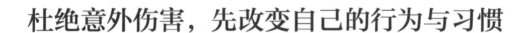

杜绝意外伤害，先改变自己的行为与习惯

作为父母，你必须花上几年的时间，才能真正教懂孩子认识危险与伤害。在孩子还不明白危险会随时降临，无法为自己的安全负责之前，他的安全就是你的责任。

事实上，很多意外伤害，都源自你自己长期以来习以为常的行为与习惯，所以想要保护孩子避免意外伤害，首先需要你做出改变。

使用危险物品时不要分心

当你在使用危险物品，例如电器产品、药品、尖锐锋利的器具、炉具等，而孩子又在身边时，千万不可以分心，因为即使你只是一瞬间的分心，都可能会对孩子造成重大伤害。

使用上述危险物品时，如果需要暂时离开，那么，一定要记得要把孩子带在身边，别让他有机会去接触那些危险物品，要知道，孩子对新鲜事物的好奇心是非常强的，总想去摸一摸。

混乱时要保持警觉

当有了孩子之后，每天一睁开眼睛，你就可能有忙不完的事。各种混乱随时会发生，不论你的神经有多么紧绷，都可能发生各种意外。因为，往往就在这种混乱的时候，你会忘记把用过的刀子和剪刀收拾好、把药罐封好，拖地的水还没有倒掉，忘记把楼梯门栏关好，或一边炖煮东西一边做其他事情等。你只要一时没有警觉，孩子便可能闯祸而受伤。

> **小贴士**
>
> 犯错也是学习的机会
>
> 如果你认为环境安全了，那么就不要过度限制孩子的正常探险。犯错误也是孩子学习成长的机会，时时限制孩子，反而会阻碍其成长，既减少了他学习应对危险的机会，也失去了童年的乐趣。

绝对不可以让幼儿独处

不论你正在做什么事，也不论你有多忙碌，都不要让你的宝贝独自待在家中或庭院里，较小的孩子，也不能独自待在另一个房间。除了睡觉时间以外，你必须随时让他保持在你的视线内。

7岁以下的孩童玩耍时，也不能离开大人的视线。

决不能让幼儿单独与宠物相处。

不可以将孩子单独留在车内，即便是短短数分钟。幼儿往往不了解自身的能力，但好奇、性急、无知且不可预期的行为，却常常造成严重的后果。

熟悉急救方法

对于较小的孩子来说，意外伤害无处不在，即使你紧盯着你的小宝贝，也无法保证他不会在你上厕所的时间里闯了祸；或者在你转身拿毛巾的几秒钟里，他便掉进浴缸里。因此，为了保障孩子的生命安全，除了多加预防，还应当熟悉一些急救方法，包括人工呼吸法、哈姆立克急救法，以及其他受伤急救知识。如果你掌握了正确的方法，就算不能完全避免意外事件发生，至少在孩子发生意外的时候，有能力把伤害降到最低。

做孩子的榜样

父母永远是孩子最好的老师，你的身体力行是孩子学习安全知识的最好教材。如果你希望孩子在马路上不要发生意外，那么你就要遵守交通规则，不闯红灯、走斑马线；如果你自己开车时不绑安全带，就别指望孩子会养成系安全带的习惯。

除此之外，你还要随时教导孩子认识潜在的各种危险，让他明白哪些事情不可以做。

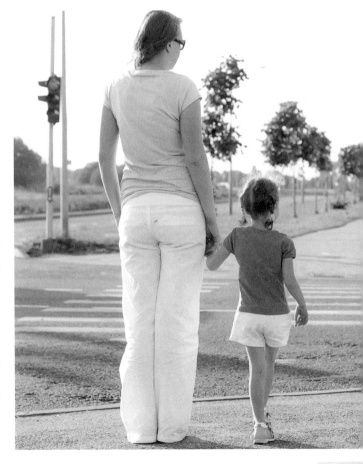

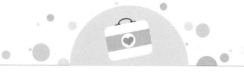

教孩子认识生活中的危险物品

孩子缺乏判断力，运动技巧也比较差，但是却一心想要探索这个世界、渴望尝试新事物，很自然地就成了各种意外的受害对象。作为父母，你除了要保护孩子远离危险外，还要尽可能降低其脆弱性。

要做到这一点，最重要的是教导孩子，什么东西是安全的、为什么安全？什么是不安全的、为什么不安全？并加强孩子对身体安全的重视，明白自己可能身陷危险，以培养其良好的安全习惯。

你可以带他认识危险物品，或者在见到危险物品时以警告性的用语加深他的印象，例如"危险""小心""烫""不要碰""尖""跌倒""碰那个会痛"等。渐渐地，这些观念会在孩子的脑海中根深蒂固，他只要一看到那些物品，便会将它们与"危险"画上等号，就不会随意去碰触它们。

上面的练习越早，孩子就会越早减少受到伤害。下面列举一些家庭常见的危险源。

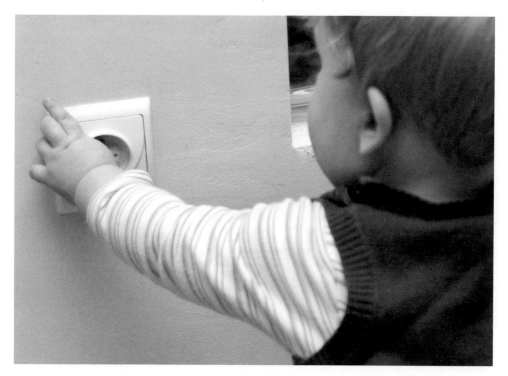

高温物品

家里常见的热源，比如热茶杯、炉子、热水龙头、点燃的蜡烛、烤箱、熨斗、电热器等，要让孩子建立起烫的概念。只要孩子一听到"烫"就联想到"不可以碰"。

对于较小的幼儿，可以让他去碰触"会烫但不会烫伤"的物品，如装了热茶的杯子，这样他的感受会更直观，记忆也会更深刻。

等孩子大到有能力端稳热饮杯子、点火柴时，则可以教他正确安全地使用高温物品。

电器用品

现在，每个家庭都会有各种各样的家电用品，而幼儿对这些有着无限的兴趣，如果看到你插上插头、打开电源，然后开始操作，他一定会觉得非常神奇，并且急切地想要动手试试。可能你还来不及反应，他就已经跑去把插头拔下来玩了。

小一点的幼儿，会对插座的孔感到好奇，总想要用手探一探，危险就会瞬间降临。

电的危险，孩子是很难理解的，光是阻止他不要去玩电器是不够的，还必须不断提醒他电器的危险性，同时要想办法让他接触不到这些危险源。等孩子大些时，要教导他电的危险常识，及安全使用电器的方法。

保持对水的警觉

每个孩子都喜欢玩水，不论是泡在浴缸里或在游泳池里，他们都会表现得很兴奋。但同时，也潜藏着许多危险。所以，必须要教导孩子对水的警觉性。

即便孩子有上过游泳课或套上泳圈，也无法确保其在水中绝对安全，所以只要是有水的地方，都不可以让幼儿独处，有用的时候，更是要不离左右。

教导孩子认识玩水的安全规则，对降低危险发生大有帮助：

1.到有水的地方玩时，一定要有大人的陪同。

2.不可在游泳池旁、水池旁、河边、湖边奔跑嬉闹，或玩有轮子的玩具。

3.不可头朝下跳水。

4.在游泳池里玩水时，只可以在浅水区玩。

锋利尖锐的器物

使用诸如刀子、剪刀、螺丝起子等锋利尖锐的器物时，即使是大人都难免会受伤，更别提孩子了。因此，在使用这些工具时，要记得警告孩子这些器物并非玩具，它们非常尖锐、锋利，只有大人才可以使用。对于这类工具，平时要放在孩子接触不到的地方。

有些工具，孩子不可避免会用到，要教他如何避免危险，例如拿剪刀时应该刀尖朝下，拿着剪刀等锋利尖锐器物时，也不可以嬉戏或奔跑。

有毒物品

生活中所使用的各种清洁用品，都含有不同分量的化学添加物，其中许多添加物都会危害我们的身体。尤其是幼儿，因为体积小，器官发展尚未成熟，抵抗力弱，只要接触到少量的清洁剂，便会引起明显的不适反应。

凡是家中不适合幼儿接触的清洁剂、药品、酒精饮料等，都要收藏妥当，别让孩子有机会拿到。还要不断地对他重复这些叮咛，直到他能够牢记为止：

1. 除了爸爸妈妈和家里的大人，其他人给的东西都不可以吃。

2. 药品和维生素虽然味道和糖果很像，但它们不是糖果，不可随便拿来吃。

3. 不可以把不能吃下肚的东西（不是食物）放进嘴里。

4. 家里的清洁剂、漂白剂、洗涤剂、车蜡或地板蜡、喷雾剂等清洁用品，只有大人才可以使用。

楼梯

孩子们总是对攀爬充满了兴趣，家中的楼梯，很容易成为孩子嬉戏并发生危险的场所。

孩子较小，刚刚学会爬或走的，要给楼梯加上门栏，以免他自己爬上去。孩子学习爬楼梯的时候，必须要有大人看护。

训练孩子爬楼梯时，可以把门栏放在第三个台阶的上方，让孩子只在这个范围内练习上下楼梯，并教他如何扶着栏杆或扶手上下。等他可以平稳上下楼梯后，再打开门栏让他尝试更多台阶，这时你必须跟在他的后面保护他，或者扶着他的手一起上楼梯。当他可以稳定地上楼梯时，再教他如何下楼梯。

　　告诉孩子，楼梯不是嬉戏的地方，小朋友一起玩的时候也不能在上面玩。

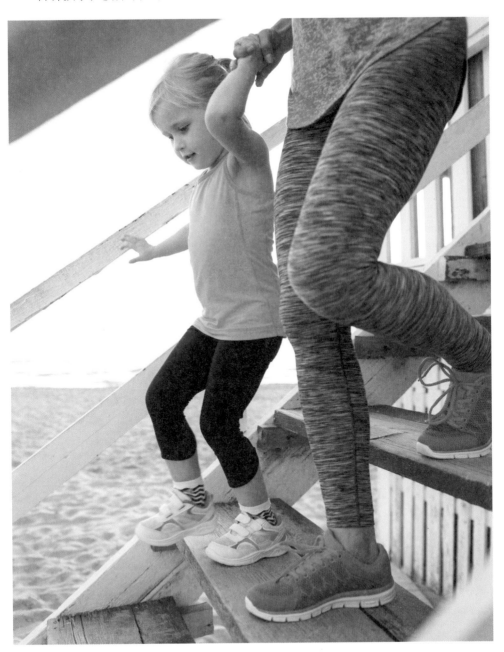

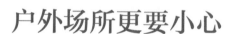

户外场所更要小心

相比家中，户外潜在的危险更多。父母牵孩子上街或到户外玩耍时，也不要忘了教他认识和避免危险。

街道潜藏的危险

无论孩子有多小，也不管你是牵着还是抱着他在街上行走，告诉他在街上行走的安全规则，对他安全观念的形成都是大有帮助的。

每次过马路时，提醒孩子要先"停、看、听"以后才能过马路，然后教他看交通信号，等到绿灯亮起时，才和他一起走斑马线过马路。

告诉孩子，在马路边走路时，必须走人行道，绝对不可以在马路上行走。叮嘱他千万不可以自己一个人过马路，因为车子的速度很快，开车的人又看不到个子小的孩子，很容易就撞上了，所以一定要有大人牵着手时才可以过街，即便走在人行道上，

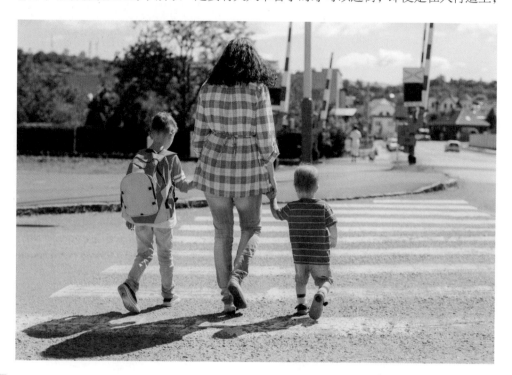

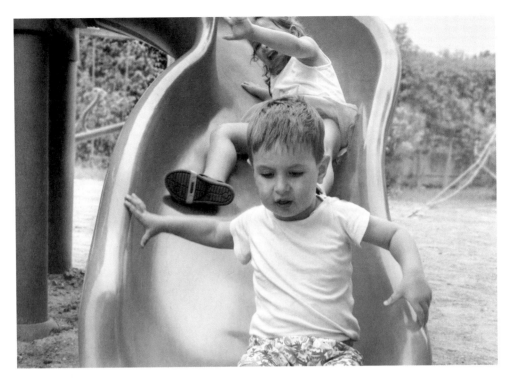

也要牵着大人的手才行。

　　如果你的孩子想要自己行走，那你就必须非常小心地看着，不要让他离你太远。

　　还要明确地告诉孩子，没有大人陪同，不可以单独出门。在马路上也不可以随便碰触街上的废弃物，或乱捡地上的东西。

游戏也会有危险

　　游乐场也是发生意外比较集中的场所，当你开始带孩子到游乐场所玩时，就得告诉他游乐场所应注意的安全事项。例如，教他如何安全地荡秋千时，要提醒他，不管秋千上面有没有人，都不可以将秋千打结；不可以两个人一起荡一个秋千；不可以推空秋千；不要从正在前后摆荡的秋千前面或后面通过，以免被秋千撞到。

　　溜滑梯时，要提醒他，溜滑梯要守秩序，不可推挤或插队，而且要等前面的孩子滑下并离开滑道后，才可以开始滑；不可以头朝下溜滑梯；一定要从楼梯上到滑道的顶端，不可以从滑道下面往上爬；从上面滑下来之后要尽快离开滑道，以免被后面的小朋友冲撞。

　　攀爬设施最容易发生危险，较小的孩子不宜玩耍，能够自己攀爬的孩子，家长也一定要时刻在旁保护，以免跌落。

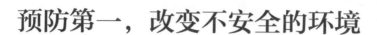

预防第一，改变不安全的环境

孩子一天天长大，他们的世界也在一天天扩展，你会发现，在很短的时间内，他已经接触到各种事物了，接触得越多，引发意外受伤的概率也就越多。

避免意外伤害，最好的方法就是让孩子远离不安全的环境，然而，事实上并没有什么绝对的安全环境，作为父母，能做的就是尽可能让孩子活动的环境安全些。你可以依照孩子的高度，把家里仔仔细细地检查一遍，寻找可能造成危险的地方，并做出改变。

尖锐的边缘或角落

家具的尖锐边角，对走路不稳或横冲直撞的孩子是一大隐患。为了减轻孩子撞上它们时的伤害，所有家具的尖角都要加上保护垫。

抽屉和门很容易夹到手指，要用专用的垫子做好防护，或者将抽屉固定，让孩子无法打开。

桌布要牢牢固定住，尽量不要使用长桌布，以防孩子抓到桌布，连同桌上的东西一起落下砸伤孩子。

电源插座、发热电器

常用的插座，可以将其与插在上面的插头一起用盖子遮盖起来，或者放入家具后面，以防孩子去触摸插座、拔插头，或将铁钉、发夹等会导电的东西插入插座中，而引发触电的危险。

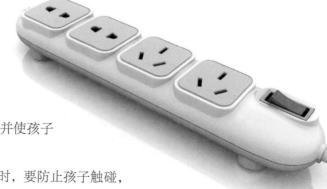

不用的插座，要及时收起来，并使孩子无法拿到。

使用发热的电器，比如取暖器时，要防止孩子触碰，最好在其外围加装隔热罩子或其他阻隔物，以防止孩子伸手触摸而烫伤。

发热电器使用结束后，不要立刻撤掉其隔热层，因为温度仍然很高，需要一段时间后，它们的表面才会冷却下来。

家中不要放置孩子可能触摸到灯泡的台灯，以免被高温的灯泡烫伤。

窗户与窗帘

经常有孩子从窗户坠落的报道，所以，窗户这个危险地方一定要引起家长足够的重视。

对于幼儿身高可攀爬的窗户，必须加装窗棂，以防孩子攀爬时摔出窗外；或者重新设计窗户，使孩子无法从窗户出去。例如，两扇式窗户可加装窗锁，让孩子无法打开；或者加装链子，使其打开时空隙很小。

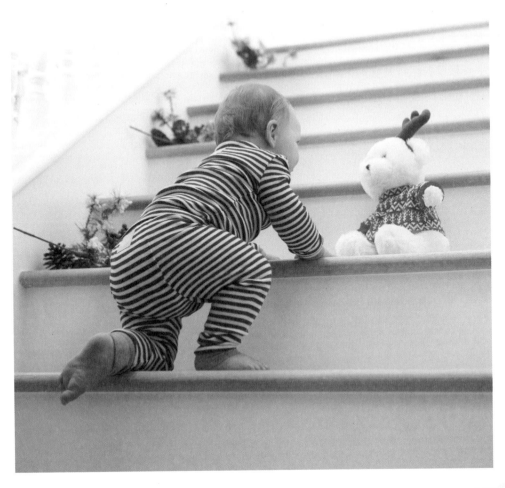

但必须注意的是，不论你如何改变窗户，都必须确保在遇到紧急状况时可以迅速打开。

如果是老旧房子，要定期查看窗户的接缝处是否有剥落，以及玻璃是否松动。

无论是什么样的窗户，窗户前都不要放置任何可供攀爬的家具、椅子等。如果不可避免，就务必要加装窗户护栏，或将窗户上锁。（加装护栏不可使用横杆，那么孩子会往上爬，也会造成危险。）

如果是百叶窗，或者窗帘带有细绳，一定要将其绑好，在细绳的下方也不要放置可以攀爬的家具，避免孩子有机会扯下细绳。

干净透明的落地窗或玻璃门，最好贴上些印花图案，以免孩子跑动时撞上。

楼梯、栏杆

在楼梯的上下各三阶的地方装上活动门栏，以防止孩子爬下、爬上时发生危险。楼梯上不要有玩具、衣服、绳索，以避免上下楼时被绊倒。最好铺上防滑地毯，万一不慎跌倒时，也可以减少碰伤。

楼梯的栏杆要确保牢固；栏杆与栏杆之间的距离如果过宽的话，要在栏杆之间绑上粗绳，将整片栏杆改成一道防护网，以防孩子卡在栏杆中间或不慎掉下去。

容易晃动的家具或装饰物

检查一下家中的家具及装饰品，若有不牢固的都要及时钉牢，或移到别处，或收起来，避免孩子碰撞或拉扯而发生危险。

容易拉开的一般抽屉或橱柜的大抽屉要随时关好，最好上锁，以防孩子夹到手，或爬进橱柜的大抽屉里。

地板与地毯

孩子刚学会走路时，要确保地板平整。如果发现地上有水时，要立刻擦干，以免孩子滑倒；不要在通道上放置或堆积任何物品；地板损坏时要立刻维修，并且铺上地毯。

垃圾桶

垃圾桶要使用加盖的，不要将任何药品、尖锐物品、危险物品，或幼儿不该碰

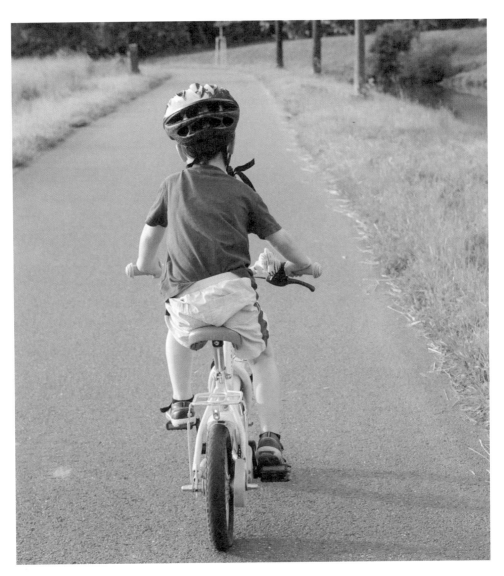

触的东西丢到垃圾筒里。同时垃圾桶要每天清理。

运动器材

　　孩子使用运动器材，比如滑板车、自行车、轮滑时，一定要有大人在一旁监督，并戴好防护装备。

　　脚踏车最好选择无轴线或轮轴内藏的。

　　家里有跑步机的，在使用结束时，要记得把电源关掉。

　　其他运动器材，也要确保放在孩子活动范围以外的地方。

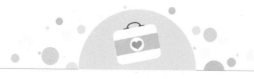

意外伤害无处不在

厨房意外伤害

厨房，是家人最常聚集的地方，是制造家人三餐温饱的地方，但对孩子来说，却是家中最危险的地方之一。当你在厨房忙碌时，孩子一定也想进来看看，如果照看不好，很容易造成意外受伤。

探索是幼儿的天性，与其禁止好奇的幼儿进入，不如加强厨房的安全措施。以下安全措施，父母不可不知。

重新安排收存位置

易碎的玻璃与陶瓷器皿、有锯齿边缘的保鲜膜盒、锋利的刀具、尖锐器物与餐具、可能夹到小手的器具、洗洁剂、玻璃罐装食品、玻璃罐装调味料、辛辣食材（姜、辣椒、大蒜）、已开封的罐头食物等，尽量放在孩子无法拿到的高处、上层橱柜或抽屉。

台边与橱柜边，都不要放椅子，以防孩子攀爬；锅盘、木制或塑料餐具、罐头食品、干燥食品、未开封的包装食物、抹布、毛巾等，可以放在容易拿取的低层橱柜或抽屉内。

将抽屉与橱柜上锁

装有易碎、危险物品的抽屉或橱柜要上锁。即使你认为孩子打不开，也应该装上防止孩子打开的锁链。当孩子学会了开锁后，可再加装第二道锁，增加他们开锁的困难度；或者在厨房的入口加装门栏或其他障碍物防止他们进入。

此外，随着孩子年龄、高度的增长，以及兴趣的转变，厨房用品的存放方法也必须跟着调整。

规划一处孩子专区

在较低的橱柜里空出一个小空间做为孩子专区，并在里面放一些已淘汰且不具伤害性的东西，诸如坚固锅盘、木制粗柄的调羹、抹布、纸碗、纸盘、纸杯、加盖的容器，就可以让孩子玩上好几个小时，不会再去探索其他危险的地方。当然，这橱柜的位置必须远离炉灶与水槽，也避免在大人做饭时碍手碍脚。

使用厨具时考虑幼儿安全

尽量使用靠里面的炉具烹调食物，同时将锅具的把手朝向里面，以防孩子贪玩去拉扯；煤气灶使用结束后，记得要把总开关关紧。烤箱或微波炉须放在孩子无法够到的地方。

有些炉子、锅具（如砂锅）、电器（如电烤箱）等，在拔掉插头或关掉开关后，其表面或内部温度仍然非常高，很容易导致烫伤，所以千万不要让孩子触摸到。

其他厨房安全注意事项

1. 购买厨房内所使用的各类清洁剂时，要优先考虑使用与收存上的安全。不要一手抱着孩子一手泡咖啡或茶；也不要一手抱着孩子一手端热饮，万一孩子动来动去，可能导致热饮泼洒出来，造成烫伤。

2. 不要将热饮或热汤放在靠近孩子的桌面上。

3. 泼洒到地上的食物或饮料要尽速清理干净，以防孩子踩到滑倒。

4. 贴在冰箱门上的小磁铁很讨孩子喜欢，却也很容易被孩子拔下来放进嘴巴里而造成哽塞。

5. 加热孩子的食物时，不要使用微波炉，以防食物过热或热度不均匀烫伤孩子的嘴巴和舌头。如果一定要使用微波炉加热，记得一定要把食物搅拌均匀，并尝试过热度后再喂食。

6. 刚用微波炉烤好的爆米花袋，不要让孩子自己打开，也不要在孩子面前打开，以防冒出来的热气灼伤孩子。

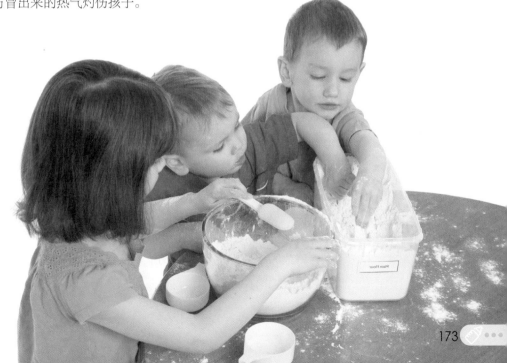

卫生间意外伤害

除了厨房以外，另一个极吸引孩子却又潜藏着危险的地方，就是卫生间。卫生间存在的危险，一是湿滑易跌倒，二是浴缸、马桶等储水器有溺水风险，三是各种清洁器具容易造成伤害。

在孩子能够自己使用马桶前，最好能在卫生间门口高处装上锁链，只要不使用时就把锁链挂上，不让孩子有机会进入。

除此之外，还要注意以下方面：

- 浴室地板要铺上防滑垫布。
- 浴缸底部要防滑，以防孩子洗澡时滑倒溺水。
- 牙膏、漱口药水、化妆品、护肤乳液用品等，都要放在孩子拿不到的地方。
- 剃须刀、剪刀等，都要收到盒子里并放到高处。肥皂、香皂、沐浴乳和洗发精等，应放在高架里，不要放在浴缸边。
- 各类清洁剂要锁在橱柜内。
- 灯光或加热器都应安装在孩子无法触及的高处，以防孩子触摸时发生烫伤或触电意外。
- 不要在潮湿的浴室里使用吹风机。若使用吹风机帮孩子吹头发，应将热度调到低温，且与头保持20厘米以上的距离。
- 浴室内的电器使用结束时，一定要记得拔掉插头，并将电线收好。
- 开水龙头时，应先开冷水再开热水，先关热水再关冷水。先将浴缸内的水搅匀，并用手臂或手肘探试水温后，才可让孩子进入浴缸。
- 浴缸的水龙头要装上保护盖，以防孩子不慎跌倒时撞伤。
- 不可以让孩子单独待在浴缸内。
- 洗完澡后要把浴缸的水放掉，不使用时也不可存水，以防幼儿不慎滑入而发生溺水。
- 使用加盖的垃圾桶，以防孩子打开翻玩。若是危险垃圾，则要丢入厨房内的密闭容器内。
- 卫生间或其他房间若装有内锁，要确保可以从外面打开，以防孩子将自己锁在里面出不来。

用火意外伤害

用火意外大多都是可以避免的，但需要父母做好足够的预防。预防的重点如下：

不要把孩子单独留在家里，即使只是短暂片刻也不行，否则一旦火灾发生，你可能会来不及回去救他。

打火机对年幼的孩子非常具有诱惑力，所以千万不要在他们面前使用打火机，以免他们模仿而酿祸。如果家中有打火机，或者在使用打火机后，一定要收好。

留意家中的电路是否负荷过量。当电线摸起来温度过高或发烫时，就表示已经负荷过量了，这时就要把插头拔掉。拔插头时，要握住插头再拔起来，千万不要拉扯电线。

经常检查电器和电线。当发现有烧焦现象时，就表示电路系统可能已经磨损、松脱或有其他问题，要及时找维修工人查找原因并维修。

不要使用过细的延长线。

不要在家里囤积易燃的物品，尤其不可放在厨房。

含有易燃成分的喷雾剂不要靠近火源，更不要让孩子直接接触。

不要穿戴垂袖、松垮的衣服、围巾做饭，以免在靠近炉火时，引来火源上身而不自知。

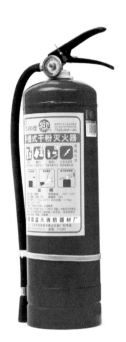

干粉灭火器用于扑救各种易燃、可燃液体和易燃、可燃气体火灾，以及电器设备火灾。

使用方法：

1. 除掉封条。

2. 拔掉保险销。

3. 一手握着喷管，另一手提着压把。

4. 在距离火焰2米处，用力压下压把，拿着喷管左右摆动，喷射干粉覆盖整个燃烧区。

户外场所意外伤害

户外场所的潜在危险远远大于家里，而且一旦发生意外伤害，也会比家里更严重，一时也不容易找到急救物品，所以要更加注意防范。

别把孩子单独留在婴儿车上

不要把熟睡的孩子单独留在婴儿车里，即使你帮他绑好了安全带，你还是无法预测他什么时候会醒过来，他可能一睡醒就溜出安全带外，或者他企图想要站起来或者翻个身，这时就容易连人带车摔倒而受伤。

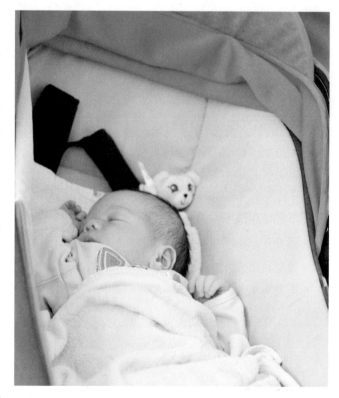

在一些人流量大的地方，比如超市、商场，有时候，即使孩子只是离开你的视线几分钟，就会发生不可预知的意外，比如被撞倒，甚至是被人偷走。

倒车意外

有关倒车撞伤或辗压幼儿的新闻，经常见诸电视或报纸，有时甚至是父母倒车撞了自己的孩子。

之所以发生这类悲剧，是因为不论在开车还是倒车，驾驶座位高度与地面之间都会造成"视线死角"，幼儿身高较低，驾驶人通常无法看到，尤其是倒车时的"视线死角"更容易酿祸。因此，当你要把车子倒出车库或在庭院里倒车时，一定要先检查车子四周与车底，确定孩子没有在附近时才能倒车。

避免蚊虫叮咬

温度适宜，适合孩子户外玩耍，但同时也会遭遇蚊虫叮咬。虽然大多数的蚊虫咬伤并不会造成严重的伤害，但有时孩子被叮咬后因为痒痒，不停地抓挠，又会造成感染；有些蚊虫还带有传染病毒，或会引起幼儿过敏，所以，仍然不得不提高警觉。

要避免孩子在室外遭蚊虫叮咬，父母可做好以下措施：

● 注意衣着。幼儿在户外活动时，避免蚊虫叮咬的最佳防护就是衣服。在树林、草地等蚊虫较多的地方，要让孩子穿戴帽子、长袖、长裤，尽量将全身肌肤遮盖起来；衣服要以白色、粉色、淡绿或卡其色等淡色为主，鲜艳色彩或暗色衣服比较容易吸引蚊虫；香味也是引来蚊虫叮咬的原因之一，所以尽量使用不含香精的洗洁精、洗发精、肥皂、乳液和防晒乳液。

● 使用专用驱虫剂。天气太热，不能穿长衣服时，可以用驱虫剂，不过要记得选购幼儿专用的驱虫剂。将驱虫剂适量的喷或涂抹在孩子暴露在外的皮肤表面上，注意避免喷涂到孩子的眼睛、嘴巴、伤口。

● 使用驱虫剂时，要仔细阅读产品说明书。

骑脚踏车时穿好防护装备

对于已经学会或正在学习骑脚踏车的孩子，要特别注意预防摔伤。要帮他们准备齐全的安全配备，包括手套、护肘、护膝、安全帽等，每次骑脚踏车时都要穿戴。

警惕有毒植物

较小的幼儿，习惯把所有拿到手里的东西往嘴里塞，他们的这个举动并不是因为饥饿或贪吃，而是他们探索这个世界的一种方法，他可能想要知道那些东西吃起来是什么味道。

有些植物，无论是家里养的还是房子周围长的，都可能有毒。当发现孩子拔下植物的叶子放进嘴巴时，要告诫他不可以吃。家里的植物尽可能去除那些有毒的，比如滴水观音、夹竹桃、常春藤、秋海棠、水仙等。此外，带孩子到公园时，也要特别留意路边或公园里有毒的植物。

预防晒伤

气候炎热的时候，不要让孩子到室外玩耍，以防晒伤。在炎热的太阳下，皮肤稚嫩的孩子若触摸到发烫的金属设备、婴儿车、汽车座椅等，数秒钟内就会被灼伤。

选择安全的游乐场所

荡秋千、溜滑梯、玩水、丛林游戏，这些都是孩子最喜欢的游戏。但同时潜藏着诸多危险，随时可能发生意外伤害。要孩子玩得快乐且安全，就要慎选游乐场所，一是要适合孩子的年龄，二是设施安全无隐患。

除了保证场地和器械安全，还要密切注意孩子的玩耍过程，发现不安全动作时要及时纠正，如果器材高过孩子，更要近距离看护。

戏水意外伤害

孩子天生喜欢玩水，待在水里，他会感觉像是回到了妈妈的子宫里那样自然舒适。水在给孩子带来欢乐的同时，也潜藏着危险。以下的几项重点，父母务必要牢记：

1. 不可让孩子独自一人接近游泳池，即使池水的深度只有 10 厘米深，也一定要有大人在一旁看护。在游泳场走动时要距离泳池边缘远一些，并且要牵着孩子的手。要知道，即使在水深只到孩子膝盖的水池里，孩子一旦滑倒也无法向大人求救。

2. 家里如果有游泳池，一定要加装围栏，围栏的高度至少要 150 厘米，栏杆间距要少于 10 厘米，以免孩子翻爬过去或从栏杆缝钻过去玩水。围栏的门最好设有自动关闭且上锁的功能，一旦被打开就会立刻发出警铃声。围栏旁边不要放椅子、桌子或其他让孩子有机会攀爬的东西。

3. 即使会游泳的孩子也一样会有危险，绝对不可以让他们单独游泳。

4. 即使孩子已经套上游泳圈或使用浮板，陪伴的大人也不可以掉以轻心，因为孩子可能在一转眼之间就滑出这些辅助器材而溺水。

5. 家中的浴缸不用时要排净水。

6. 到海滩玩水时，要选择靠近救生员岗位附近的区域，但是即使有救生员在一旁保护，家长也不能大意。

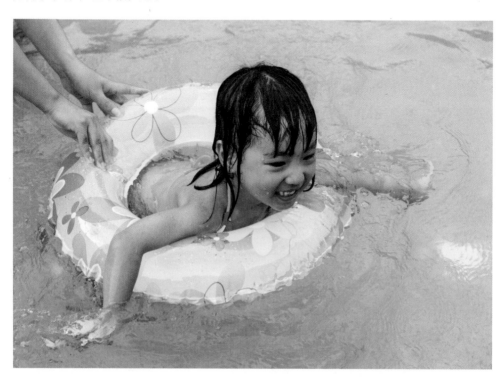

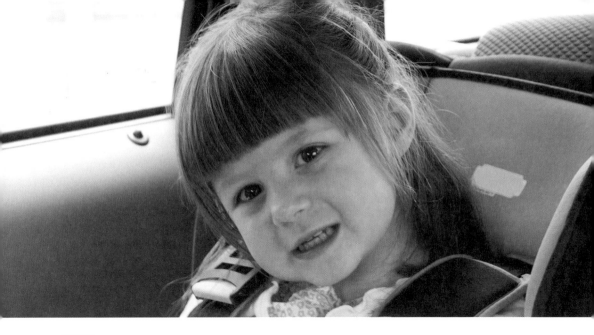

乘车意外伤害

　　由于幼儿的颈部骨骼与肌肉尚未发育完成，在遭受到撞击、剧烈震动或摇晃时，柔软的颈部与身体比大人更容易受伤害，这也是为何幼儿乘车时必须使用儿童安全座椅的原因。但是，使用安全座椅并不表示就不会发生任何意外。要避免孩子乘车意外伤害，除了使用儿童座椅，以下事项也不能忽视：

● 不要把幼儿单独留在车上。他可能好奇去转动钥匙、误踩油门而发生意外；也有可能被陌生人把车开走拐走幼儿；或者因车内闷热而休克，这类意外近年来发生的非常多。

● 搭载幼儿时，切勿紧急刹车。虽然安全座椅可以预防急刹车的伤害，但仍有可能伤害到孩子的颈部。

● 乘车时不要让孩子吃零食。孩子在行车中吃果冻、糖果、小饼干等颗粒性的零食，很可能因为车子的震动而误吸入气管，导致意外。

● 不要让孩子探出车窗外。将身体伸出车窗外，容易被路树、栅栏及后方超车的车子刮伤。

● 慎防被车门夹伤。开车门时，若没有完全推开，有时候它会自动再关上，这时候就很容易夹伤孩子的手指。

● 严禁孩子在车内或其他交通工具上玩弄铅笔、圆珠笔等尖锐物品。

● 不要让孩子在任何静止状态的车子后面玩耍，也不要在没有锁上的汽车附近逗留。

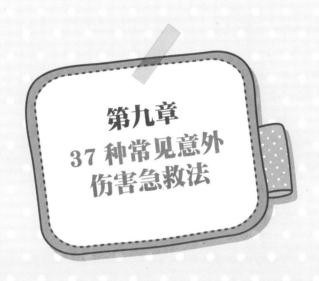

第九章
37 种常见意外
伤害急救法

　　一些常见的意外伤害，只要及时处理，并不需要就医治疗，有时或许也没有及时就医的条件，所以父母掌握一些简单的急救方法，在意外伤害来临时，就能给孩子最好的救护，让伤害的程度降到最低。

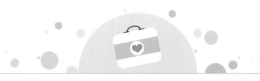

不可缺少的家庭急救箱

除了学习幼儿日常生活中大、小伤害的紧急处理技巧，以及各种急救法之外，家长也必须准备好急救箱。因为幼儿也会在半夜、清晨或药店未开门时生病或受伤，此时若少了急救箱，你就无法紧急处理孩子的状况。

家庭急救箱不仅仅是给孩子准备的，其他成员受伤也能派上用场。

▶ 家庭急救箱应包含以下物品

- 体温计。
- 喂药汤匙。最好是有刻度的汤匙。
- 滴药器或口服注射器。便于喂药。
- 压舌器。检视喉咙时使用。
- 热敷袋。减轻肌肉酸痛时使用。
- 冰袋。减轻瘀青或受伤发炎时使用，但须放在冰箱冷冻室中。
- 抗组胺药。过敏反应时使用，但须请医生推荐。
- 优碘。消毒与杀菌时使用。
- 凡士林软膏。润滑肛温计或预防皮肤干裂时使用。
- 酒精或酒精棉片。清洁体温计、拔毛钳、镊子等时使用。

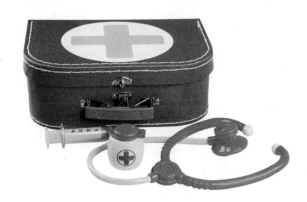

● 无菌、透气胶带及纱布垫。准备各种尺寸、形状的纱布，包括细纱绷带。

● 抗生素软膏。浅伤口消炎抗菌时使用。

● 创可贴。贴小伤口时使用。

● 无菌棉球。消毒伤口时使用。

● 小型手电筒。检查孩子的喉咙、头部伤害或中毒时瞳孔的征兆时使用。

● 圆头剪刀。剪胶带或绷带时使用。

● 平头的拔毛钳。去除皮肤里的碎片、各种小型异物时使用。

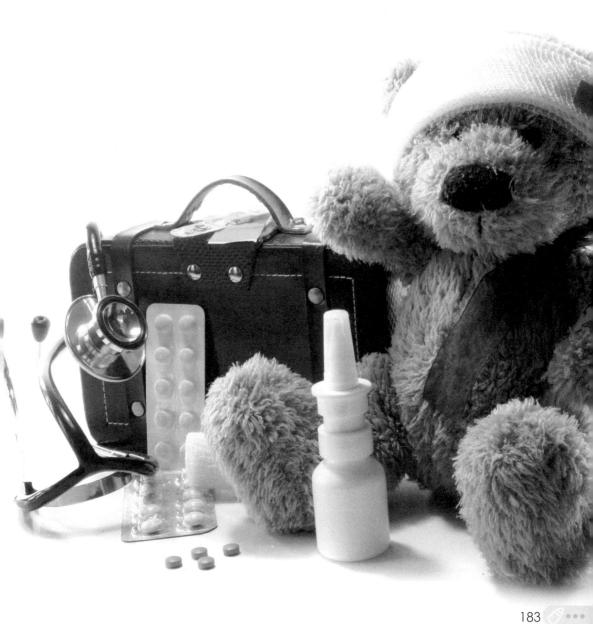

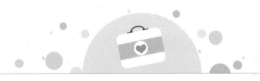

父母必须学会的包扎方法

当孩子撞到破皮流血、被尖锐物品刺伤、被门或抽屉夹伤时，都需要局部的包扎。但不同的伤口，包扎方法有所不同。

小伤口

如果孩子只是掉了一小块皮或者划了道小伤口，那么父母完全不必担心会有什么严重后果。只要安慰一下，对着孩子的伤口轻轻吹气，便能使孩子得到极大的心理安慰，同时温柔地替他贴上创可贴就可以了。

轻微出血

孩子发现自己出血了，会很害怕，这时父母首先要做的不是手忙脚乱地拿东西为孩子止血，而是要安慰孩子，让他不要害怕，不要哭。当孩子镇静下来后，父母就可以开始进行处理工作了。

清洗伤口

将出血的部位用冷水冲洗几分钟，但流水不要太急，冷开水和瓶装水最好。在冲洗伤口时也不要忘了安慰孩子。冲洗后，用消毒纱布压一压伤口，吸干水分，帮助止血。

消毒包扎

用消毒棉签蘸消毒药水给伤口消毒，再贴上创可贴。

除此之外，父母还要注意每日对孩子伤口进行护理，最好每天清洗伤口，消毒，涂抹抗生素药膏，换创可贴。

接触新鲜空气更有利于伤口愈合，所以待伤口结痂后，可根据伤口的部位和孩子的活动情况，看是否需要使用创可贴。

大量出血

当伤口出血量大，看上去不容易止住的时候，父母首先要保持镇静，并安慰孩子不要害怕。否则孩子一看到父母紧张，会越发害怕，导致血液循环加速，出血也就越厉害。因此，遇到这种情况，父母一定不能紧张，须按以下步骤进行止血。

让孩子躺下，把出血部位抬到比心脏更高的位置。然后以最快的速度用消毒纱布压住出血的伤口，并且保持 2 分钟以上；然后小心观察伤口，再根据不同情况做不同的处理：

如果经过处理，出血减少或者大致止住了，这时，用冷水冲洗伤口，然后用棉签蘸消毒药水消毒，同时小心把伤口边缘合拢，盖上消毒纱布，用医用胶带粘贴或者缠上绷带。

小贴士

如何区分动、静脉出血

动脉出血时血的颜色呈鲜红，出血量会比较大而且快速，也比较危险，这类出血常见于严重的外伤；静脉出血颜色呈暗红，血流较平稳，除非出血量大，否则会比动脉出血容易控制，静脉出血较常见于撕裂伤或切割伤。

如果出血仍然不止，盖在伤口上的纱布透出血了，这时可以在纱布上再加一块纱布，同时保持对伤口的施压，直至血止住，然后消毒包扎。

如果伤及动脉，血喷涌而出，应立即用多层纱布压住伤口，一定要按住伤口保持 10 分钟，然后缠上绷带，并立即带孩子去医院。如果身边有其他人，止血和运送患者应同步进行。

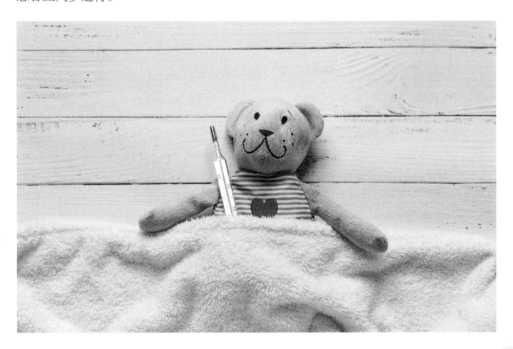

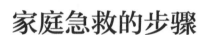

家庭急救的步骤

家庭急救的原则是：及时、准确、有效。一般的救治分为以下几步：

首先除去或避开危害生命的因素

如为电击伤，应立即切断电源；发生火灾时应迅速脱离火灾现场；一氧化碳中毒时，应立即开门窗通气并把病人转至空气流通处；溺水则应立即从水中救出；等等。

就地进行心肺复苏

如呼吸心跳停止，应迅速施行心肺复苏，即进行人工呼吸或胸外心脏按压。在不间断救治的同时，可呼救医务人员。呼吸心跳复苏后，方可搬动或转送医院。

根据实际情况进行适当处置

如有出血，可采用止血法止血。对受伤部位进行简单的处理，需要进行固定的，可就地取材进行固定或包扎。若伤情较重或神志不清，要注意保持呼吸道通畅，如解开衣扣，检查口腔有无异物，舌头有无后坠，呼吸道是否通畅等。

医院治疗

在进行上述处理后，应及时联系医生前来接应，或在严密监视下转送医院继续救治，并要详细交待病情和处理经过。

小贴士

拨打应急电话时的注意事项

1. 清晰简洁地说明情况：

包括自己的姓名及电话号码，事故的确切地点。尽可能指出道路名称、门牌号码或者近处的交叉路口及其他的醒目标志。

伤者性别、年龄以及伤情、严重程度等。

清楚地说明危险事物及隐患，如危险品等。

不要惊慌，不要先挂断电话，直到值班员挂线为止。

2. 打完电话后，如果需要，安排人到明显的地方迎接救护车，并为救护车指路。

3. 所有公用电话都可以免费拨打应急电话，磁卡、IC卡电话都无需插卡。

儿童心肺复苏方法

一旦发现孩子脸色发瘠、心跳停止，就要采取心肺复苏进行急救。心肺复苏的目的是重建呼吸、循环，减少脑细胞功能的损害，不留神经后遗症。

当发现孩子的意识正在逐渐消失时，父母要保持头脑清醒，不要慌乱。在条件允许的情况下，立即向周围人求助或拨打急救电话"120"，然后用心肺复苏的方法对宝宝进行急救。

保持呼吸道通畅

使宝宝仰卧在坚硬的平面上，如木板床或地面上。确保移动时，可将其头部、颈部、肩膀及背部一并移动。保持

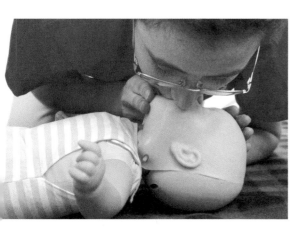

宝宝呼吸道通畅，头侧位，解开衣服，清除口腔内的分泌物和异物，防止误吸入呼吸道。

人工呼吸

观察 5 秒钟，看有无呼吸，若无呼吸，即用口对口吹气 2 次。具体操作为：一手捏宝宝鼻孔，另一手扶其下颌，

小贴士

进行胸外心脏按压时应用掌根，手指部位应避开孩子胸部，否则易造成肋骨骨折、气胸、肝破裂，按压时要有节奏，不可用力过猛。对婴幼儿进行人工呼吸时，不可吹气过猛，以免肺泡破裂。

使头部后仰，上呼吸道畅通。先深吸一口气，俯身以口唇包围宝宝的口部，缓慢呼气，以使宝宝上腹部及胸部稍升起为度，然后放开鼻孔。

检查脉搏

触摸颈动脉 5 秒钟，判断是否有搏动。若有脉搏无呼吸，应立即开始人工呼吸，直至其恢复呼吸或医护人员到场为止。如果没有脉搏，开始胸部按压。

胸外心脏按压

双手交叉，手掌根平放在宝宝胸骨下 1/3 处，手臂伸直按压胸部。压下胸壁前后径的 1/3。每按压胸壁 30 次，人工呼吸 2 次。对小婴儿需用拇指法或双指法，每按压 3 次吹气 1 次。2 分钟后，检查宝宝的脉搏及呼吸 5 秒钟。

若仍无脉搏及呼吸，继续进行人工呼吸和胸外按压复苏。坚持进行心肺复苏，直到专业医务人员到来。

按压有效指标为触及颈动脉或股动脉搏动。如果宝宝面色转红，瞳孔缩小，呻吟挣扎，则表明急救见效。

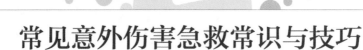

常见意外伤害急救常识与技巧

头部碰撞伤

幼儿好动，玩耍的时候也可能因为摔倒或者碰到家具，而导致头部受到撞击，还有的时候可能会在睡觉时从床上摔落。大多时候，只要给他们一些安抚、让他们哭一下就没事了。但当孩子撞击的状况很严重时，就需要处理，并密切观察6个小时以上。有些症状会立刻出现，但也可能几天后才显现，因此仍得持续观察数天。

▶ **孩子的头部遭到撞击时，若出现以下状况，必须立刻就医**

1. 失去知觉。

2. 头痛持续超过1小时、抱着头不断哭泣，而且状况持续恶化，止痛药也无法缓解头痛。

3. 叫不醒。撞伤后第一天，白天睡眠时每隔2小时叫醒一次，晚上叫醒2~3次，以确定孩子的反应正常。

4. 当叫不醒时，要先检查他的呼吸，并立刻就医。

5. 瞳孔大小不一，或瞳孔对光源没有反应或无法正常的收放。

6. 呕吐超过2次。

7. 光源移开时，瞳孔会放大。光源照射时，瞳孔会收缩。

8. 耳朵或鼻子流出水状液体或血水。

9. 头盖骨凹陷或缩入。

10. 晕眩超过1小时。行走时无法维持平衡、东倒西歪，或手臂、脚和其他身体部位无法移动。

11. 说话含糊不清，或极端的易怒、敏感。

12. 出现痉挛。

急救方法

- 在等待救援时，让孩子安静侧卧，不要因为着急而摇晃孩子的身体。
- 如果你怀疑有伤到脖子，千万不要移动他。
- 如果必须移动孩子，要先把背部、脖子和头部用硬木板固定住，然后整体移动。
- 若孩子出现休克或呼吸停止时，必须施以心肺复苏术。
- 不可给予食物或饮料，除非医生或急诊人员许可。

 如果碰撞出现了瘀伤，尽量不要在瘀青处搓揉，这样会使皮下出血。若要使用药物止痛，建议尽量以外用药膏为主。

手指或脚趾夹伤

好奇心往往会促使孩子拉动抽屉，开关房门，推移桌子，这之后很容易使手指或脚趾夹伤。当孩子的手指或脚趾被夹到并瘀青时，可采取以下处理方法。

急救方法

- 把手指或脚趾浸泡在冰水里约 1 个小时，期间每隔 10 分钟须拿起来让手指恢复温度。
- 若有肿胀现象，可将手指或脚趾垫高，有助于舒缓症状。
- 若受伤部位快速肿胀、变形，且无法伸展或伸直，有可能是折断了，不要摇晃或按揉，应立刻就医。

指甲破裂与内出血

幼儿一天到晚东摸西碰，指甲容易遭到不同程度的伤害。当遭到重击时，手指或脚趾指甲下就可能凝结血块，引发疼痛。

急救方法

- 指甲小破裂时，可以用 OK 绷带或透气胶带将它固定住，等指甲长长后，再将破裂的部分剪掉。
- 指甲几乎完全破裂时，须沿着裂缝剪掉，再贴上绷带直到指甲长到指尖。

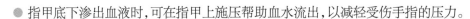

● 指甲底下渗出血液时，可在指甲上施压帮助血水流出，以减轻受伤手指的压力。

● 若无伤口，可把受伤部位泡在冰水里，每10分钟拿起来一次让手指恢复温度。

● 当疼痛持续时须就医，医生可能会在指甲上打洞以解除手指的压力。

眼睛进异物

当孩子在户外、公园玩耍时，有时候灰、沙、小虫等异物很容易飞进宝贝眼中，眼睛会产生不适感，或者有时候睫毛进到眼睛里而引起不舒服。眼睛不适，宝贝难免会用手去揉眼睛，然而这样易造成更大的伤害。

急救方法

● 不要用手指触摸眼睛，也不要让孩子去揉眼睛。

● 用生理盐水或冷开水将异物冲出。

● 异物无法冲出时，洗净手，将孩子的上眼帘往外翻出，压靠在下眼帘上几分钟，刺激眼睛分泌泪液将异物排出。

● 若还是无法排出异物，而且孩子感到很不舒服时，就表示异物可能已深埋眼内或刮伤孩子的眼睛了，这时须赶快就医。

● 千万不要试图自己将深埋眼睛里的异物取出。

● 就医途中，要用无菌纱布轻轻地盖住孩子的眼睛，减轻孩子的不适。

● 不要随便以点药水的方法排除眼中异物，除非有医生的指示。

眼睛遭腐蚀性物质侵蚀

洗衣粉、各种清洁液、酒精、漂白水、指甲去光水、双氧水、碘酒等物品，大多含有腐蚀性化学物质。当孩子的眼睛不小心被这些物品入侵时，你可以依照下述方法处理。

急救方法

● 立即用大量的生理盐水、冷开水冲洗眼睛。若是洗发水、香皂水等不小心溅入宝宝眼中，可以用大量清水冲洗；若是石灰粒吹入宝宝眼中，应马上翻开宝宝眼皮，将石灰粒取出，再用大量清水冲洗。

● 冲洗时，要将孩子的头侧转，使没有受伤的那只眼在上、受伤的在下，以防腐蚀物质波及完好的眼睛。

● 冲洗时间至少持续 15 分钟。

● 冲洗时要孩子尽可能张开眼睛，并不停地转动眼球。

● 冲洗后，用干净的布覆盖，并就医。

 不要使用眼药水、软膏或洗眼杯（洗眼杯会让混着腐蚀物的水再流回眼中）。

眼睛进异物很难受，宝宝常会自己用手揉。父母要尽量避免宝宝揉眼，因为进入眼睛的异物可能表面不光滑，用力揉眼睛会损伤角膜，而且异物是不洁净的，揉眼的手也会带有大量的细菌，用手揉眼睛可能造成眼部感染。

眼睛遭刺伤或撞伤

刚刚学走路的孩子，步伐不稳，有时会向前扑倒，或是跌跌撞撞，眼部撞到家具或电器等钝物而受伤。

另外，家中的尖锐物品如笔、筷子、叉子、牙签、图钉、剪刀、有尖角玩具等，如果存放不当，被孩子拿到，都会威胁到孩子的安全。眼睛一旦被刺伤，后果是非常严重的。

当孩子的眼睛遭撞伤或尖锐物品刺伤时，你可以采取如下方法来减少伤害。

急救方法

● 如果是撞伤，让孩子脸朝上躺下，冰敷或冷敷受伤的眼睛约 15 分钟，以减轻疼痛及肿胀。必要的话，每隔 1 小时重复一次，并带去眼科让医生处理。

● 如果孩子的眼睛出血、变黑；或者不断地揉拭眼睛、看不清东西时，要立刻就医。

● 如果孩子的眼睛在撞到钝物后，抱怨眼睛持续疼痛，要立刻就医。

● 如果是刺伤，不要对眼睛施予压力，如果尖锐物仍在眼睛内，不要试图移开它，要立刻就医。

● 如果尖锐物不在了，就用一块纱布垫、干净的布或面纸轻轻地盖住眼睛，不要施压，并立刻就医。

● 在就医途中，要让孩子保持斜躺姿势。

流鼻血

季节变化时，孩子容易由于上火或是饮食等原因流鼻血。有时候不小心撞到，也会流鼻血。一般情况下，流鼻血的量不会太大，如果不是某些疾病引起的，或者是撞击过于严重，只需正确止血即可。

急救方法

● 让孩子直立或稍微向前倾，以防血液倒流入喉咙，并用两手指紧压鼻翼 3~5 分钟，稍微向内向上用力即可止住，有条件的可取消毒棉球或纱布塞进鼻孔，再用上法压迫止血。

● 左鼻腔出血举右手，右鼻腔出血举左手，3~5 分钟。

● 将凉毛巾敷在孩子的前额、鼻根和颈部两侧，也可使用小冰袋。

● 如果血流不止，可捏住鼻子约 10 分钟。也可以再辅以冰敷或冷敷，以加速血管收缩。无法止血时，就赶快就医。但记得就医途中，让孩子继续保持直立姿势。

● 止血后数小时内，让孩子只能做静态活动。

● 如果因撞击而流鼻血，且持续肿胀，要立刻就医检查是否鼻梁断裂。

● 在鼻腔干燥时，可用棉团蘸净水擦拭鼻腔，以除去结痂。

⊙处理过程中，尽量别让孩子惊慌哭闹，否则会增加血液流量。

⊙如果孩子经常出现流鼻血现象，要去医院检查原因，对症治疗。

⊙适度增加屋中的空气湿度，或压迫流鼻血的单侧鼻腔，也可以减少流鼻血频率。

⊙平时，教育孩子不要用手指挖鼻孔，养成良好卫生习惯。

鼻腔进异物

较小的孩子，喜欢将小物品，比如豆子、小珠子之类的塞进鼻孔里，防不胜防。当孩子没有患感冒、过敏或撞击到鼻子，但却出现呼吸受阻、嗅觉不灵、流鼻血或流鼻水等症状时，极有可能是鼻腔里有异物。这时要采取如下方法：

急救方法

● 让孩子保持冷静，并尽量用嘴巴呼吸。

● 如果异物突出鼻腔外，可以用手指或夹子轻轻将它拉出来；如果异物在鼻腔里，切忌乱挖，因为有可能会把异物推得更深。这时要赶快就医。

● 如果看不到异物，孩子却很难受，一定要带去医院请医生检查。有时候是寄生虫寄宿在鼻腔内。

耳内进异物

幼儿除了喜欢把东西塞进嘴巴、鼻孔，也会把它们塞进耳朵里。当然，有时候小蚂蚁、小飞虫等也会误闯进孩子的耳朵里。遇到这些，你可以采取如下紧急处理。

急救方法

● 任何情况下，都不要将手指或其他东西伸进孩子的耳朵里，试图挖出异物，你可能会把异物推到更深的耳腔里。若塞进耳朵的是蜡笔或比较大的物体，要立刻就医。

● 若物体突出耳腔外，别用手指去挖。可以将回形针拉直，滴一点快干黏胶在上面，伸进去碰触物体，等到胶干了，再把物体拉出来。

● 若是小颗粒物体，试着让孩子将头部倾斜，让异物因重力自行掉出来。

● 如果是小飞虫，可以将孩子带到暗处，用手电筒照射耳朵，昆虫大多有趋光性，会很快爬出来。

● 如果是蚂蚁等小虫，可以向耳朵内滴入几滴食用油或婴儿油，让小虫随着油流出来。

● 若是金属物体，试着用磁铁将它吸出来，但磁铁不可伸入耳内，若不成功则要立即就医。

口唇与口腔创伤

嘴是幼儿感受世界的重要方式，他们会因为分不清什么东西可以放到嘴里、什么东西不可以,而使嘴唇或口腔遭到创伤。比如他们会因为好奇或好玩而去咀嚼电线,造成嘴唇及口腔遭到割伤,会将书的一角放进嘴里,造成划伤,等等。这时候你可以依下列方法快速处理。

急救方法

● 让孩子吸食一块冰块,可以减轻嘴唇内侧或口腔的疼痛并抑制流血,不过大人必须在一旁监视。

● 如果舌头破了,流血不止,可以拿一无菌纱布压挤伤口的旁边。

● 如果受伤的部位在喉咙后方或上颚,要立刻就医。

● 若嘴唇内侧或口腔持续流血超过 10 分钟,也要立刻就医。

口或喉咙内有异物

孩子误吞了不该放进嘴里的东西,哽住了吐不出来,或者是喉咙里卡住了鱼刺、果冻等,都会带来致命性伤害,作为父母,除了预防这类事情的发生,一定要学会急救方法。

急救方法

● 如果口里的异物明显可见,可以捏住孩子的脸颊打开嘴巴,然后用夹子将物体取出。

● 若是喉咙卡了鱼刺,不要试着自己取出,因为若处理不当,很可能会把鱼刺推得更深,扎入肌肉组织里。

● 如果看不到嘴巴或喉咙里的物体,就别轻举妄动,要赶快就医。

● 如果是异物卡在喉咙里咳不出来,并导致呼吸困难时,要立刻施予哈姆立克急救法。

● 安抚孩子,不要让他因害怕而哭闹,以免使异物进入更深。

牙齿断裂

幼儿在户外运动及玩耍时,通常缺乏判断力与自我保护意识,常常在横冲直撞或玩到忘我的过程中,撞断牙齿。同伴间碰撞、磕到游泳池边、摔跌等磕伤牙齿,最为常见。

如果发生摔倒磕碰事件，首先应确定孩子头部没有受伤。如果孩子失去知觉、晕眩或者记不得如何受了伤，应立即看医生，牙齿损伤此时是次要的事情。如果确定孩子大脑没有受伤，只是牙齿出了问题，处理时应注意以下几点。

急救方法

● 如果牙齿断了，仔细检查是否有牙齿碎片遗留在孩子口中，找到断牙后立即就医。

● 如果嘴里有碎渣、尘土，要用纱布、干净布块沾水，清除干净。在受伤部位的脸上冷敷，以减轻疼痛和肿胀。立刻带孩子到牙科做进一步检查。

● 如果牙齿磕掉，最好立即复位。受伤后牙龈部位处于麻木状态，孩子不会感到疼痛。如果掉牙在半小时内复位，康复的可能性更大。

● 如果牙齿无法复位，最好将其泡入牛奶中，之后立即去看牙医。切勿触摸牙根，也不要用自来水冲洗。

● 如果牙齿发生移位，应立即带孩子看牙医。

指节或四肢断裂

尽管我们都不愿看到幼儿发生四肢或指节断裂的状况，事实上现实中也较少出现，但凡事就怕万一。万一孩子不幸发生四肢或指节断裂的状况时，你必须知道如何急救，才可以让孩子免于丧失四肢或指节。

急救方法

● 立刻打电话叫救护车。

● 不要随便移动孩子，以防症状恶化。

● 试着止血。用无菌纱布垫、卫生纸巾、干净毛巾等用力压住伤口。如果血流不止，再施加压力。不要担心这样会造成伤害。

● 未经医生指示，不要擅自使用止血带。

● 检查呼吸，如果孩子呼吸停止，马上施以心肺复苏术。

● 将断掉的指节或肢节保存好，用干净的湿布包妥，放进塑料袋中，然后将塑料袋密封，放入另一个装满冰块的袋子内。

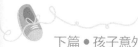

- 救援抵达时,要一并把断掉的指节或肢节带去医院,让医生立刻动手术接回去。
- 就医途中仍需持续压住伤口。

膝、肘部擦伤

幼儿学会走路后,因摔倒而发生擦伤和刮伤很常见,擦伤和刮伤最常发生的部位,就在膝盖和手肘上。通常表皮层会被刮破,露出红色的底层,若擦伤或刮伤再深一些,就会出现流血的现象。

急救方法

- 用无菌纱布,或干净毛巾沾肥皂水,轻轻地擦掉伤口上的尘土或异物。若孩子反抗激烈,可将伤口浸泡在水中。
- 若是伤口较深,持续流血,要适当施加压力止血,然后喷抹灭菌喷剂或乳液,并包扎伤口。
- 如果没有流血,就不必包扎。大多数的擦伤或刮伤都会很快痊愈。

皮肤割伤

在孩子未学会用小刀、菜刀、裁纸刀之前,不可避免地会被这些刀具割伤。如孩子被刀割伤,要根据伤口的深度和出血的多少立即采取应对措施。

急救方法

轻微割伤

- 用清水和肥皂清洗割伤部位,然后用自来水将患部的尘土和异物冲掉。先擦抗菌软膏或喷剂,再贴上无菌绷带。
- 一天后应将绷带除去,让伤口接触空气。当需要保持伤口清洁和干燥时,再贴上绷带。
- 患部出现感染现象时,如伤口发红、肿胀、发热、流脓或渗出白色液体,应该就医。

严重割伤

● 如果伤口深且大，出血量多时，应使用无菌纱布垫、干净卫生棉垫或布料压住伤口止血。

● 不要随便在伤口上涂抹药膏。

● 尽可能把受伤部位垫高到超过心脏的高度。

● 若持续流血超过 15 分钟，要再添加纱垫，并增加压力。不要试图换新纱垫，否则你可能会把已经凝结成块的部分拔掉。

● 若伤口变大、变深且大量出血，或流血超过半小时以上，要立刻就医。在去到医院或救护车到达前，伤口要持续施压。

 如果孩子是被脏的或者是生锈的锐器割伤，应立即带孩子去医院处理，并注射破伤风针。

尖锐器物刺伤

当孩子被诸如大头针、针、圆珠笔、铅笔或钉子等尖锐物刺伤时，可以采取以下方法快速处理伤口：

急救方法

● 尽量不要让孩子碰到伤口。

● 把伤口泡在肥皂温水中 15 分钟，然后打电话请教医生应如何处理。

● 伤口深且大时，要立即就医。

● 若尖锐器物仍然插在伤口上时，千万不要移动它或试着将它拔出来，以免增加出血或造成其他伤害。

手指戳伤

这是手指在瞬间撞上球等物体时引起的挫伤。一般伴有肌腱拉伤或裂伤，所以不要轻视手指戳伤处，要立即采取治疗措施。

急救方法

● 孩子手指戳伤后，可用冰冷物敷在伤处，每次 15 分钟，可以消肿。如果已受伤三四个小时，就不能冷敷了。

● 冷敷后，可贴敷消肿止痛贴剂，如伤湿止痛膏，或内服七厘散等。

● 为了使伤指减少运动，避免再受伤害，可用厚纸裹住伤指。消肿后，可轻轻按摩，并缓缓活动。

● 如果肿痛严重，可能有骨裂或骨折，应用较厚的纸片裹住伤指，以免伤指再活动，然后请医生诊治。

碎片嵌入皮肤

日常生活中，孩子很容易因为打破陶瓷碗盘或玻璃杯具而受伤，并导致碎片刺入脚底或皮肤里。处理皮肤里的碎片，你可以采用以下的方式。

急救方法

● 用清水和肥皂将伤口清洗干净，然后冰敷。

● 若碎片陷在皮肤里面，可以用消毒过的针将它挑出来。

● 当碎片一端露出皮肤表面时，可以用拔毛钳将它拔出。不要使用指甲，因为指甲可能藏有细菌。

● 如果碎片很难取出，可以试着将伤口浸泡在肥皂温水中 15～20 分钟，持续浸泡多次后，将有助于碎片排出或取出。

● 碎片取出后，要再清洗一次伤口。

● 碎片深埋在皮肤里无法取出，或伤口出现感染现象时，要立刻就医。

内出血

孩子在嬉戏时，难免会拉扯推撞，用力过大时就可能导致内出血。内出血不像一般的外伤能够一眼就看出来，而孩子的表达能力又不佳，你只能从各种征兆中来判断孩子是否有问题。

一般来说，如果有内出血，会表现为以下症状。

1.腹部瘀青或变色。

2.呕吐或咳出暗红、红色的血块。

3.大便或小便带血。

4.发冷、脸色苍白、心跳加速、发抖、精神错乱、晕眩、呕吐、呼吸急促、休克。

急救方法

- 不可喂食或喝饮料。
- 立刻就医。
- 如果孩子发生休克，要使用心肺复苏术进行急救。

脱臼

孩子的肌肉、韧带力量较小，对关节的保护也比较弱，过度扭转就容易造成肩膀或手肘、脚踝脱臼，脱臼会比较痛，手臂或脚变形或无法动作，所以辨识起来还是比较容易的。孩子发生脱臼，紧急处理方式如下。

急救方法

- 发现孩子的手臂变形或无法动作时，立刻就医。
- 就医前可先给予冰敷，并以夹板固定，以减轻疼痛。

扭伤

扭伤就是医学上所谓的韧带受伤。常见的扭伤症状包括：疼痛、肿胀、扭到的部位无法使力，如果是扭到脚踝或膝盖，甚至会无法走路。严重扭伤若被疏忽，有可能造成永久的伤害。由于扭伤的征兆与骨折很相似，因此必须由医疗专业人员检查后才能确定。一般而言，快速处理扭伤的方法如下。

急救方法

- 在扭伤的关节上冰敷，并尽快就医。
- 用弹性绷带整齐地包扎伤处。
- 尽量将扭伤的肢体抬高。

● 让扭伤的肢体充分休息，直到肢体可以自在活动为止。

骨折

儿童天性好动，身体稳定性、平衡性较差，不能正确掌握保护性动作和姿势，摔跤时更容易出现骨折。孩子的骨头挫伤可以很快愈合，但为了确保复原良好，还是要就医治疗。如果你无法确定是骨折或扭伤，还是应该带去看医生。

是否发生了骨折，可以从 3 个方面做出大致的判断。

第一，疼痛，孩子感觉到四肢疼痛，触摸或行走时会加重；

第二，局部会发红、发热，甚至肿一个大包；

第三，功能障碍，如前臂不能屈伸，一屈伸就会发生疼痛，发生功能障碍。

急救方法

● 当孩子发生骨折以后，我们第一时间应该拨打急救电话 120。

● 如果急救车不能够很快到现场，或者在一些特殊地点，我们需要自己把孩子送到医院时，在走之前一定要对伤肢进行处理。

● 如果伤肢表面有伤口、有出血，应该立刻进行伤口表面的处理，做止血和包扎。

● 在移动之前一定要进行有效的固定，否则在转运过程中，骨折断端相互摩擦，会损伤神经血管，也会加重疼痛。

骨折固定的原则

要找一个坚实的固定物进行固定，固定物要放在肢体的外侧，同时不要覆盖伤口。

固定物的长度，上肢要超过 2 个关节，下肢最好要超过 3 个关节，因为下肢的肌肉比较坚韧，只有超过 3 个关节长度的固定物才能达到有效固定的作用。

在捆绑固定物的同时，打结一定要打在固定物上，不要直接打在伤肢上。

对小婴儿进行固定的小夹板，表面要柔软，里面有一个坚硬的支撑物。可以用一块木板、一个木棍来代替，最好能把木板和木棍表面用纱布或毛巾包一下，减轻直接压迫。

如果是较大的儿童，可以选择更大的夹板，如果是下肢的骨折，需要用更长的夹板，超过他的 3 个关节。

吞食毒物

食物以外的物质都可能具有毒性，当孩子误吞了不该放进嘴巴里的东西，并出现以下征兆时，就表示孩子可能中毒了。这些征兆包括：不正常的心跳、呼吸急促、呼吸困难、冒冷汗、腹泻或呕吐、发抖或痉挛、眼珠闪烁不定且乱转、昏昏欲睡、躁动难安、流口水等。

急救方法

● 当孩子误食物品，并很快出现上述的症状时，要立刻就医。

● 如果孩子失去知觉，要立即施予急救。让孩子仰躺在桌子或地板上，检查其呼吸。如果没有呼吸的迹象，马上进行心肺复苏术，并打电话叫救护车。在救援到达前，要持续急救的动作。

● 不要妄想自己处理中毒问题；也不要在未经医疗人员许可下，擅自喂食催吐剂或解毒剂。

● 呕吐中的孩子，要让他侧卧，以免被呕吐物噎到。

● 要保留孩子的呕吐物，方便医生检验及治疗。

● 痉挛的孩子要放在安全的地方，并将衣物松开。

● 打电话叫救护车前，应先准备好孩子的生病记录，包括：误食物品的名称、成分、包装、物体形状、中毒时间、吞食的分量、出现的症状，以及是否给予任何处理治疗。

小贴士　幼儿吞食毒物常见的原因一般有两种：家长粗心大意或忙碌中拿错了药；幼儿被家中存放药物、化学制剂的鲜艳包装所吸引而误服。因此家长要做好预防措施：

（1）家庭所用的各类清洁剂、消毒剂和药类等化学物品一定要摆放在安全处，并上锁，切忌放入果汁瓶、可乐瓶里，以免孩子误服而中毒。

（2）家长要及时清理厨房垃圾，以防孩子误食残渣剩饭，损害健康。

（3）经常教育幼儿不要随便吃不明物品。

误吞异物

对于幼儿来说，异物卡喉是极容易发生的事情。因为他们会用嘴巴来作为探索工具，探索各种物品，各种坚果、玩具上面掉下来的小部件等都可能对幼儿造成伤害。

父母要提高警惕，及时清扫掉在地上或桌子上的花生、瓜子、纽扣、硬币、水果核等，并且不要给孩子吃果冻、瓜子、花生等食品。在孩子吃鱼或喝汤时，更要格外小心卡喉。孩子进餐时，家长不要恐吓、责骂、逗弄幼儿，以防幼儿大哭、大笑而将食物吸入气管。

幼儿异物卡喉的危险程度远大于成人，因为幼儿虽可自如地咀嚼、吞咽食物，但咽反射弱，一旦异物呛入，较难通过剧烈咳嗽反应咳出异物，导致异物吸入气管，甚至出现呼吸困难。此时家长切不可惊慌，可根据情况，按以下方法急救。

急救方法

● 如果幼儿意识清醒，应立即将幼儿上半身前倾，防止异物进一步深入，家长利用腹部推压法，于幼儿后方将手置于其肚脐上方、胸骨下方尖端和肋弓下方，双手交叉，向后向上在幼儿上腹部施压，用足够的压力推压以产生人为的咳嗽，促使排出呼吸道异物，实施急救的同时，立即拨打"120"急救电话。

● 如果幼儿不能自主呼吸、咳嗽，意识不清时，需立即进行心肺复苏，同时让他人拨打120急救电话。单独一人时，先进行2分钟的心肺复苏救助，再拨打120急救电话。（儿童心肺复苏方法见187页）

● 如果误食小的异物后，没有出现任何不适状，可以等待异物自动排出。可以给孩子喂食一些碳酸水或苏打，有助于卡在食管中的物体往下移动。正常情况下，会在2~3天内排出。

● 若孩子在误食后出现吞咽困难、胸口疼痛、喉咙疼痛、气喘、流口水、反胃、呕吐等情况时，要立刻寻求医生的协助。

颈部或背部受伤

颈部和背部分布着脊椎神经，如果受到损伤，有时会导致瘫痪，因此，这些部位发生伤害，必须非常迅速且小心地处理。

急救方法

● 怀疑孩子的颈部或背部受到伤害时，立刻打电话叫救护车。

● 千万不要移动孩子，如果必须要移动孩子，应先用板子、椅垫固定住孩子的背部、颈部和头部，再整体移动。

● 等待救援期间，要用衣服或毯子覆盖住孩子的身体，并防止他乱动。

● 不要给予任何食物或饮料。

● 若大量出血、休克、停止呼吸时，必须在救援到达前先施以急救。

冻伤

现在，生活水平提高了，孩子发生冻伤的概率大为降低，不过仍然还有冻伤的情况出现，主要是冬季在室外逗留时间或者玩雪时间过长，不知不觉间就发生了冻伤。

幼儿发生冻伤，一般会在手指、脚趾、耳朵、鼻子和脸颊等部位。冻伤的症状包括：冻伤的部位摸起来冰冷，皮肤颜色泛白、灰黄，有时还带着白点。严重冻伤的症状则是皮肤冷冽、光滑如蜡、苍白且坚硬。

急救方法

● 当发现孩子出现冻伤症状时，要立刻用你的身体去温暖他，不停地在他的皮肤上哈暖气。

● 帮孩子回温时，不要按摩受伤部位，或将它们直接靠近暖气、炉火等热源，也不要放入热水中，这样做会使皮肤进一步受伤害。

● 将受伤的手指或脚趾放入 39℃左右的温水中；无法浸泡的身体部位则可采温敷方式，直到皮肤颜色恢复正常为止。同时给予温热的饮料。

● 轻轻地擦干皮肤，涂抹芦荟汁液有助于复原。

● 严重冻伤的皮肤若变成紫色、蓝色、脱皮或恶性水肿，要立刻就医。

小贴士 冻伤皮肤恢复温度时，会稍微肿胀，还可能出水疱，是正常现象，不要刺破水疱。

烧伤、烫伤

烧烫伤是孩子最容易遭遇的意外伤害之一，如果探究孩子的烧烫伤，几乎都是

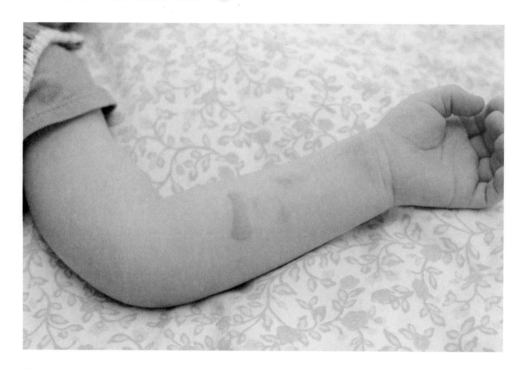

由于妈妈们的疏忽造成的。不过，假如意外已经发生，那么妈妈们也不应再沉浸在自责中，而是要立刻行动起来！要知道，早一分钟的正确处理，就能让孩子少一分的痛苦，孩子留下伤痕的可能性也会大大降低。

烧烫伤的首要处理方法是降温散热，然后是根据情况做不同的处理。以下步骤和方法父母必须牢记在心。

🩹急救方法

开水烫伤

1.冲洗：用流动水冲洗，若在冷水中放少许盐，还有止痛消肿的作用。烫伤后早用冷水浸泡效果好，水温越低效果越好，但不能低于6℃。用冷水浸泡时间一般持续半个小时以上。

2.降温至创面无疼痛感后，涂上紫草油或烫伤药膏。

3.若烫伤部位出现红肿、水疱，要用干净衣物覆盖好创面（不要弄破水疱），赶往医院治疗。

烧伤

1.迅速将孩子抱离热源。

2.将孩子烧伤部位浸泡于冷水中，或用流动的自来水冲洗 15~30 分钟，快速降低皮肤表面热度。

3.充分泡湿后再小心除去受伤部位的衣物，必要时可用剪刀剪除。对粘连的衣物暂时保留，切不可强力剥脱衣物。

4.根据烧烫伤情况必要时可以使用敷料并加以包扎。如果手脚受伤严重，应让孩子躺下，将受伤部位垫高，减轻肿胀。

5.视情况及时送医治疗。

化学物质烧伤

如果是化学物质烧伤，要立即用大量清水冲洗烧伤处的化学药物，脱除受伤部位的衣物。

查看化学药物容器上是否有急救指示，如有，则照着指示去做。然后用消毒敷料盖在烧伤部位再包扎伤口，并及时送往医院接受治疗。

必须避免的错误处理方法

在做紧急处理的过程中，爸爸妈妈们应该注意一些处理误区，不要处理未果，反而让孩子的状况更加糟糕。

1.无论是烫伤还是烧伤，切忌过急扯下衣物，因为衣物对烫伤表皮的摩擦会加重烫伤皮肤的损害，甚至会将受伤的表皮拉脱。正确的方法是拿剪刀将衣服剪开，避免衣物对创面的摩擦。

2.不要弄破烧烫伤的水疱，因为伤口还没办法进行消毒，弄破水疱极可能导致感染。

3.不可在伤处涂抹油膏、药剂，避免增加感染的可能性。

4.不要在伤口放冰或冰水，用冷水或凉水处理伤口就可以，用冰块反而容易引起冻伤，并损坏组织，恶化伤势。

5.不要向伤口吹气或抚摸碰触伤口来缓解不适，因为这样做可能会污染伤口，并引起感染。

烧烫伤的程度判断

一般而言，烫伤分为 3 个级别：

一度烫伤属于表皮烫伤，孩子的皮肤会发红且有疼痛的现象。如果能够立即冲水冷却 20 分钟，2 ~ 3 天可改善。

二度烫伤，孩子皮肤的表皮已烫伤至溃烂并产生水疱，这个时候伤势可能深及表皮下方的真皮层，及时处理后尽快就医。

三度烫伤，烫伤直达皮下组织，皮肤会有发硬、发白或发黑现象，孩子也许不喊疼痛，但却已经烫伤得非常严重了，必须立即送医院治疗。

避免烧伤、烫伤，父母要这样做

孩子是好奇多动的，有时候甚至是毫无章法的，孩子烧伤、烫伤绝大多数还是父母的疏忽所致。因此，只要在生活中注意预防完全可以避免。以下略举一些生活细节，父母们应多加注意。

1. 给孩子洗澡时，先放冷水再放热水，爸妈们一定要先试水温。

2. 热水瓶、电饭煲、热茶杯等要放在孩子够不到的地方。

3. 爸妈们抱着孩子时手上不要拿热咖啡、热开水等，以免孩子好动打翻。

4. 去同事、亲戚家等新环境，爸妈们应先观察热容器的摆放位置，别让孩子靠近。

5. 不要抱着孩子去厨房做饭、烧菜。

6. 如果孩子和大人一桌吃饭，刚做好的热菜不要放在孩子面前。

7. 外出时不要靠近高压电线、石灰、热水池、放鞭炮等场所。

8. 不要过早教导孩子使用电器，以免造成反效果。

9. 不要边吸烟边照顾孩子，小心烫伤孩子。

10. 冬天给婴儿暖被窝时应注意不要让热水袋上的塞子掉下来。

11. 反复对孩子进行安全教育，告诫孩子发生烫伤的原因及后果。

触电与电流灼伤

孩子会对任何新奇的事感到好奇，看到你插上插头就能打开电视，他们就会忍不住对插座产生兴趣，在好奇探索的过程中，很容易就会发生触电或遭到电流灼伤。

触电造成的伤害是非常大的，避免的最好方法就是做好预防，万一发生触电意外，首先要记得保护好自身的安全，然后按照下述方法做好急救。

急救方法

● 断绝与电源的接触。拔掉插头或关掉电器的电源，然后用干燥的非金属物体将孩子与电源隔开。

● 当孩子在水中触电时，大人千万不要碰到水。尽快将孩子和电源隔开，并立刻打电话叫救护车。

● 若孩子停止呼吸，要立刻施以心肺复苏术，并请人打电话叫救护车。

● 只要是电击灼伤，都必须经由医生检查，即使只是轻微灼伤，也必须就医。

痉挛

孩子发生惊厥的原因很多，大致可分为两类：一类为有热惊厥，往往是由细菌或病毒感染引起。如脑膜炎、脑脓肿、扁桃体炎、中耳炎、上呼吸道感染和菌痢等。另一类为无热惊厥，常发生在一些非感染疾病，如颅内出血、脑水肿、癫痫、脑发育不全、脑积水、小头畸形，以及营养障碍、代谢紊乱（如低钙惊厥）、低血糖症、食物中毒、药物中毒及某些农药中毒等等。

 急救方法

● 孩子发生惊厥，也就是痉挛时，家长首先要镇静。不要大声哭叫或摇动患儿，也不要喂水，更不要给孩子吃药。要让患儿安静平卧，头向一侧，衣领松开。用布包着竹筷放在上下牙齿间，以防痉挛时咬伤舌头。在家里可用指甲掐人中穴止痉。

● 如是高热痉挛，可在患儿的前额上放一块冷湿的毛巾，经常更换冷敷。也可用 30%~50% 的酒精擦浴腋下、后背、头颈、大腿内侧 2~3 遍。

● 如果采取以上处理，痉挛不仅不能平息，还呼吸停止，则要马上进行人工呼吸，然后立即送医院诊治，切勿延误。

● 孩子若是第一次发生痉挛，即使发作后很快恢复正常，也要尽快就医，不能掉以轻心。

> **小贴士** 如果孩子是因为吞食药品或有毒物品而引发痉挛时，要立即查看四周是否有孩子可能吞食的药品或毒物的迹象。

晒伤

不让孩子晒伤的最佳方法，当然是别在烈日下活动，或在阳光下待太长时间。不过，万一晒伤时，父母也要知道如何减轻伤害。

急救方法

轻度晒伤

如果孩子在日晒后 3~5 小时内日晒部位出现边界清楚的红斑，有轻度烧灼、刺痛或触痛，就说明孩子的皮肤被轻度晒伤了。这种晒伤会在日晒 12~24 小时内达高峰。轻度晒伤处理方法如下：

● 马上带孩子躲进树荫或其他遮蔽处，并尽快帮孩子的肌肤补充水分。

● 将医用棉蘸冷水在脱皮部位敷上 10 分钟，这样做能起到安抚皮肤，迅速补充表皮流失的水分的作用。

● 用冷水冰一下减轻灼热感，使皮肤逐渐恢复，或是将伤处浸泡于清水中，起到让皮肤镇静、舒缓的作用。

● 把孩子安置在通风的房间里，或洗一个温水澡，这些方法都能让孩子感觉舒服。洗澡时不要用肥皂，以免刺激伤处。

重度晒伤

晒伤部位红斑颜色加深，伴有水肿、水疱，疼痛非常明显。当晒伤面积较大时，可伴有全身症状，如畏寒、发热、头痛、乏力、恶心、呕吐等。处理方法如下：

● 如果晒伤的是肩膀、胸部及背部这些面积较大的地方，可以用纱布吸满饱和的生理盐水或清水，置于冷藏室。待冰凉后，敷于刺痛部位，约 20 分钟后取下，可以消除灼热感并且恢复精神。

● 如果被晒伤的是孩子的腿部，并且脚部出现水肿，最好将孩子的腿抬高到高于心脏的位置，可缓解不适。

● 如果发现孩子晒伤严重，除了家庭紧急处理外，更重要的是立即带孩子去医院就诊。

如何预防小儿晒伤

● 长时间在户外，可选择防晒系数 15～25 的防晒乳液，每隔 4～5 小时给小儿擦一次。防晒乳液不只是擦脸，所有露出来的、晒得到的部位，包括小儿耳朵、脖子后面、四肢外侧等，都要擦到。

● 1 岁以下的小儿皮肤稚嫩，所以即使有防晒霜的保护，在阳光充足的午后，也尽量不要带他在户外活动超过 3 小时。

溺水

在造成幼儿以上的孩童死亡原因中，第一位的意外事故便是溺水事故。不只是池塘和河川，小孩子把脸放到洗脸盆和水盆中而导致窒息的意外也不少。

儿童溺水是可以预防控制的，如果在做好预防工作的同时，学会溺水现场的急救方法，无疑可使垂危的孩子脱离生命危险，减少悲剧的发生。

急救方法

● 即便孩子被救出水面时已恢复意识，也必须就医检查。

● 若孩子被救起后没有恢复意识，应立即施以人工呼吸，并打电话叫救护车。

● 在孩子未恢复意识或救援未到之前，都不能停止急救。

● 如果孩子有呕吐现象，要让他侧卧，以防被呕吐物噎到。

● 即便孩子已经恢复呼吸，仍应维持侧躺姿势，并保持孩子温暖、干燥。

人工呼吸的方法

● 打开孩子的口腔，检查孩子口腔里有没有泥沙和水草，如有，用小指取出来。然后，用一只手扶住孩子的额头，另外一只手的食指放在他的下巴颏部分，轻轻地让头部后仰，这个动作可以开放被悬雍垂由于重力的原因下坠造成阻塞的气道。

● 根据孩子口鼻大小进行正确的人工呼吸。如果是比较大的儿童，可以进行口对口的吹气，如果是小婴儿，可以进行口对口鼻的吹气。吹气时间为 1 秒钟，间隔时间 1 秒钟，两次通气大概 4 秒钟完成。只要看到胸部或腹部有明显的起伏就可以了，注意在吹气的时候也要保持气道的通畅，千万不要一吹气又把下颏给压下去了，这样反而会造成气道的梗阻，或者是把气吹到胃里，造成胃食管反流，会使气道的管理更加困难。

● 根据儿童的身材大小做胸部按压。 吹两口气以后，开始做胸部按压，如果是小婴儿，可以用两指在他的两个乳头中线下方进行按压；如果孩子较大，可以进行双掌按压，按压的深度大约 5 厘米，或者是整个胸壁厚度的 1/3 左右，按压的频率是每分钟至少 100 次。

中暑

孩子在强烈的太阳下玩耍，或酷热气候下被关在车子内，都可能造成中暑。中暑的主要症状包括：皮肤发烫、干燥，体温可能超过41℃；腹泻，昏昏欲睡，神智错乱，痉挛，严重时甚至会出现丧失意识。

一旦发现孩子有中暑的症状，不要惊慌，只要采取适当的保护措施，孩子的情况就会好转的。

急救方法

● 立即将孩子移到通风、阴凉、干燥的地方，如走廊、树荫下。

● 让孩子仰卧，解开衣扣，脱去或松开衣服。如孩子的衣服已被汗水湿透，应及时给孩子更换干衣服，同时打开电扇或开空调，以便尽快散热，但风不要直接朝孩子身上吹。

● 快降温，使孩子的体温降至38℃以下。具体做法是：用湿毛巾冷敷孩子头部，或给孩子洗温水浴。

● 在孩子意识清醒前不要让其进食或喝水，意识清醒后，每隔10～15分钟给予一些不含咖啡因的清凉饮料，但有呕吐或意识不清者勿给。也可让孩子饮服绿豆汤、淡盐水等解暑。若体温没有下降，且喝进去的饮料吐出，或开始发高热时，要立刻就医。

预防措施

● 尽量避免宝宝长时间在烈日下玩耍。运动量不要过大，注意休息。

● 在炎热季节要做好室内通风，宝宝的衣着要轻薄透气。体弱的宝宝尤其要注意预防中暑。

● 少量多次饮水或多吃些消暑清热的瓜果和喝一些解暑的饮料。

● 6个月以内的宝宝中暑多发生在寒冷季节，大多是由于过度保暖引起。因此，即使天气寒冷，也不要过分包裹宝宝，室温也不宜过高。

 小贴士

如果宝宝出现以下情况，应在立即抢救的同时，送往医院急救。

⊙中暑同时伴有其他急性感染。

⊙中暑高热时经各种降温措施，体温仍居高不下。

⊙病情危重或经适当处理仍无好转。

触摸植物过敏

很多植物，如常春藤、橡树或漆树等，都是有毒的，孩子若是不小心触摸了，特别是触摸到了汁液，通常会在 48 小时内出现过敏反应，其症状包括：红痒的疹子、肿胀、出水疱并流出水来。这些症状会持续几天至 1 个月之久。过敏会令孩子皮肤非常痒，父母需要采取一些措施来缓解。

急救方法

● 戴上手套以防你自己的双手沾染到树液。

● 立刻换下孩子身上的所有衣服。

● 立刻用肥皂和冷水彻底清洗孩子的皮肤。

● 任何可能接触到该植物的物品都要彻底清洗干净，包括衣服、宠物、玩具、床单、枕头等。因为植物毒素可能在 1 年内还会发作。

● 当过敏发疹情况严重，或过敏发疹部位是眼睛、脸部、生殖器时，要立即就医。

被人咬伤

幼儿一起玩耍时，难免会发生咬人事件。若是没有咬破皮，就不必太过操心；但若破皮或流血，就不得不留意了。因为人类的嘴巴里含有许多种细菌，很容易通过伤口传染。孩子被咬伤，可采取以下方法。

急救方法

● 咬破皮时，要用肥皂和温水清洗伤口约 10 分钟。

● 如果出血不止，要用指压法来止血。

● 清洗伤口后不要搓揉伤口，也不要涂抹软膏或喷剂，只需在上面覆盖无菌纱布，并立即就医，预防感染。

被动物咬伤

家里有养小动物的，与幼儿一起玩耍时，很容易被咬伤或抓伤。这类伤口大多尖、深且长，不容易清理干净，极可能会引发感染。

通常在被咬伤的 7~12 天内会出现感染症状，需要使用抗生素治疗；若被不具危险性的狗咬伤，并不需要抗生素。但无论被何种动物咬伤，都要尽快就医。

急救方法

● 试着捉住动物以供检验。许多动物可能都带有狂犬病，尤其是莫名其妙咬人的动物。

● 避免移动被咬伤的部位。

● 用肥皂和清水轻轻地清洗伤口约 10 分钟。

● 不可涂抹防腐剂或其他药品。

● 视需要控制流血，并用无菌绷带包扎。

● 如果被咬伤部位出现发红、柔软、肿胀的现象，要立刻就医。

被昆虫咬伤

孩子在户外活动时，被各种小昆虫咬伤也是常有的事，有些昆虫虽然很小，但毒性却不小。被昆虫咬伤时，你可以依下列所提供的方法快速处理。

急救方法

● 尽可能抓住昆虫，直直地将它拔起，然后用海绵蘸酒精涂抹被叮咬部位。

● 若昆虫的针、刺仍留在皮肤里，不要试图用指甲或镊子将它拔出来，也不要挤，因为很有可能会挤压出更多的毒液。应当请医生协助拔出。

● 若被咬后发痒，可涂抹止痒药剂以舒缓不适。

● 若那种昆虫你没见过，最好把该昆虫抓起来并保存，日后若孩子出现感染现象时，可将昆虫送去检验。

● 若遭到有毒的蜜蜂、蚂蚁、蜘蛛咬伤时，要先用肥皂和清水清洗伤口，然后立刻就医治疗，并告诉医生是被何种有毒昆虫咬伤。

● 如果孩子被咬伤后有过敏反应，或者疼痛难当、呼吸困难，且伴有发热症状，要立刻就医。

被毒蛇咬伤

毒蛇一般会远离人群聚集地，很少在房屋周围出现，不过要是带孩子在公园玩，或者是郊游、宿营，遭遇毒蛇的机会就相当大了。由于孩子的体积小，一旦被毒蛇咬伤就非常危险，微量的毒液就可能让孩子致命。所以及早学些急救方法，还是很有必要的。

急救方法

● 当孩子被毒蛇咬到时，最重要的是保持孩子和伤部静止不动。

● 假如咬伤的部位是四肢，可用夹板固定住，并将伤处保持低于心脏水平。可能的话，使用冷敷以减轻疼痛，并送急诊。

● 如果离救援地较远，救援无法在 1 个小时内赶到，可以用松紧绷带、止血带、皮带、领带或发带，绑住伤口上方 5 厘米的地方，以减缓血液流通。或状况变得很严重时，叫救援的同时可以把伤口切开，用嘴将毒液吸出并吐掉，可能会有帮助。但要确保口中没有破损，否则也会中毒。

● 若被咬到的部位是手指、脚趾、脖子、头或大血管神经上时，不可以使用上述的止血法。

● 要不时地检查四肢的脉搏，以确定血液循环没被阻绝。若四肢有肿大现象，就须将止血带松绑。

● 如果孩子停止呼吸或停止心跳，应立即施以人工呼吸或心肺复苏术。

● 若是被不具毒性的蛇咬伤时，要把伤口浸泡在肥皂温水中约 15 分钟，然后打电话请教医生该如何处理。若伤口深且大时，要立即就医。

● 如果出现冒冷汗、皮肤发白、虚弱、心跳加速、发抖、神智错乱、头昏、呕吐或呼吸短促的症状时，要立刻就医，并描述该毒蛇的形状。

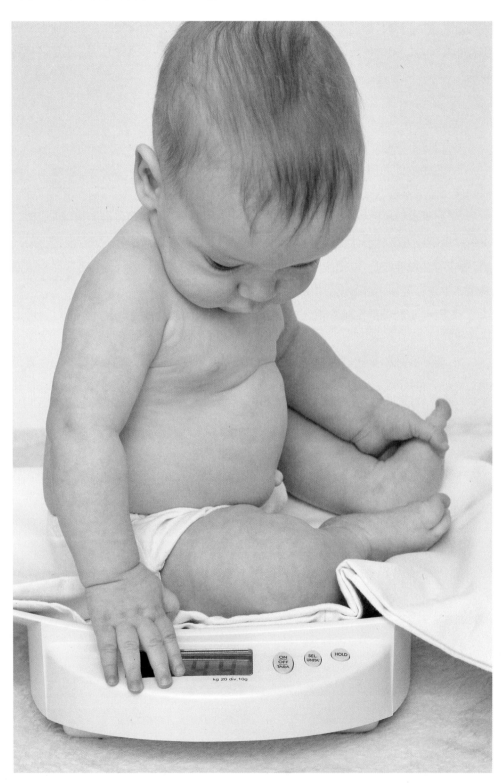

附录

0~3 岁幼童体重、身高发育参照表

以下数据来源：世界卫生组织儿童体重、身高参考值及评价标准。

男童体重参照表

0~3 岁男童体重

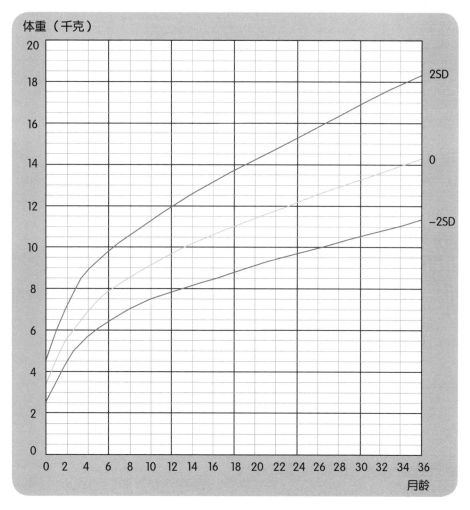

注：体重参考表中，0 表示平均值，2SD 以上为体重偏高，−2SD 以下为体重偏低。

女童体重参照表

0~3 岁女童体重

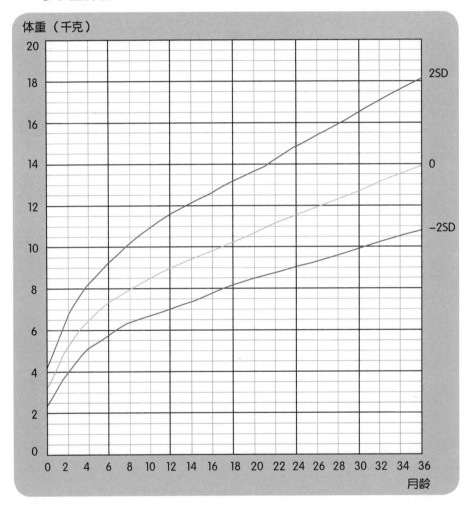

体重（千克）

2SD

0

−2SD

月龄

男童身高参照表

0~3 岁（卧位身长）

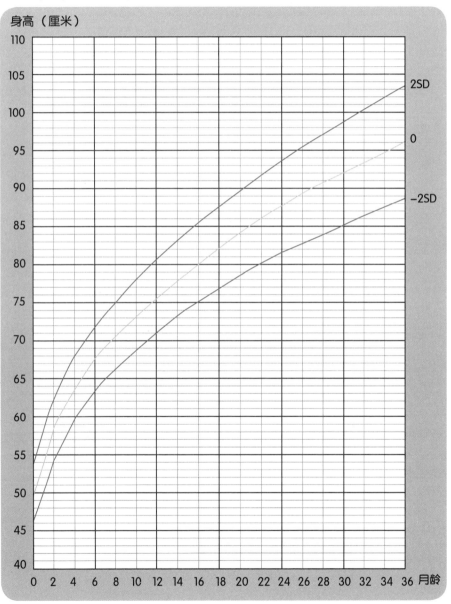

身高（厘米）

注：身高参考表中，0 表示平均值，2SD 以上为身高偏高，-2SD 以下为身高偏矮。

女童身高参照表

0~3 岁（卧位身长）

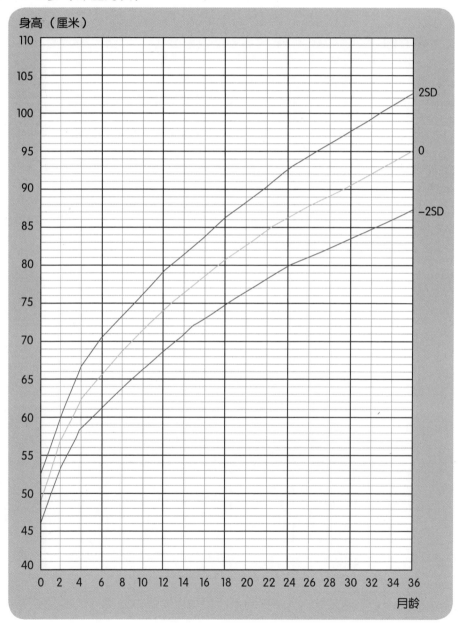

身高（厘米）

月龄